MENSTRUACIÒN PERFECTA

(LIBÈRATE CON ALTERNATIVAS NATURALES)

JAQUI PINALES DE VELEZ

DEDICATORIA

A todo el género femenino. Porque la sangre menstrual es sinónimo de salud y es una bendición.

Tabla de contenido

AGRADECIMIENTOS

A mi sobrina Naray Ogando Pinales, porque te esperé y te quise desde antes de ser concebida.

INTRODUCCIÒN

Gracias por elegir este libro. Me he salido de mi "nicho de escritura" para escribir un tema muy diferente en vista de que no podría callarme una cuestión que es muy traumatizante y que afecta a millones de mujeres alrededor del mundo mes por mes:

Las irregularidades con el ciclo menstrual y sus causas.

Aquí detallaré lo que todas podemos hacer de manera natural, como dicen muy a menudo: las recetas de las abuelitas. Hoy en día nos hemos dado cuenta cuánta razón han tenido nuestras abuelas en usar las alternativas naturales. Necesitamos tener nuestros periodos satisfactorios como se merece toda mujer. Las recetas que pondré en este libro son esos productos que casi todas conocemos y utilizamos en nuestro día a día en los hogares. También suplementos naturales e infusiones que te ayudarán a que tu regla sea un "antes y un después". Algo sí te aseguro, los suplementos, infusiones, y licuados que elijas según tus problemas menstruales, si lo haces con dedicación y con fe verás que cuando termines de leer este libro quedarás con una sonrisa de satisfacción, tómate estos remedios muy en serio no a la ligera y jamás tendrás problemas con tu periodo, y si deseas tener un bebé esto es lo primero que debes cambiar, tu periodo menstrual, porque si nunca lo corriges ser madre te será mucho más difícil. Y lo mejor es que todo lo que te dejaré en este libro es sencillo de hacer y muy económico, de todo corazón deseo que te reconcilies con tu menstruación y que no tengas que vivir todo lo que pasé.

En vista de mi propia experiencia, y de los tratamientos que he llevado con naturòpatas profesionales y las experiencias de varias de mis amigas y conocidas, he aquí un desglose amplio con el fin de ayudar a todas las que lean este libro a superar el problema como yo lo hice de manera muy satisfactoria.

Con las irregularidades menstruales no basta con llenar tu cuerpo de comprimidos los cuales mejoran los síntomas y luego vuelven otra vez y peor de lo que ya estaban. En este libro trataremos qué causa esas irregularidades para evitarlas a toda costa y que los productos naturales como infusiones, licuados, cremas y suplementos hagan su trabajo en tu cuerpo y puedan desaparecer por completo todo lo que te agobia.

Nota importante:

No soy médico, este libro está basado en las experiencias buenas y malas por las que he pasado con mi regla, todo lo que he hecho para tener mejor salud femenina, y de los tratamientos que he llevado con naturòpatas profesionales y las experiencias de varias de mis amigas y conocidas como dije anteriormente. Lo que deseo que entiendan es que cada cuerpo es diferente, lo que a mí me hace bien tal vez a otra persona NO, aún sea natural, así que por favor cada tratamiento de estos que desees probar consulta un especialista. Por favor no olvides dejarme tu opinión y valoración en las plataformas donde esté publicado este libro.

A continuación, les dejaré el link de mi libro *Una Noche Tenebrosa Difícil De Olvidar,* por si también deseas leerlo. Una historia de suspenso e intriga basada en hechos reales.

Formato digital e impreso:

Comienzas a leerlo gratis:

Aquí   https://a.co/0kVrkCM

https://amzn.to/3A1lYZ5

Tapa dura

Y también mis redes sociales y página web y mi canal de YouTube.

Instagram:

https://www.instagram.com/jaquip.escritora/

Mi canal de YouTube:

https://bit.ly/2XLgdRL

Booklaunch:

https://bit.ly/3j3kcjN

Facebook:

https://www.facebook.com/?_rdc=1&_rdr

Pàgina Web

https://6158ab3970f69.site123.me/

La angustia

Desde muy joven comencé a tener dificultades con mi regla, no llegaba a los veinte años y ya era irregular. Mi ginecóloga me recetaba medicamentos sintéticos, me los tomaba y el problema se calmaba; pero a los dos meses o al mes siguiente volvía el tormento de las irregularidades.

Los años seguían pasando y mi condición no mejoraba, me acostumbré a que mi regla fuera de esa manera y no le di la importancia que ameritaba. A decir verdad, mi doctora tampoco hizo lo que debía para ayudarme a tener una menstruación mejor y que mi calidad de vida fuera diferente. Nunca me mandó a hacer los estudios necesarios en mis hormonas, lo cual es de suma importancia, lo único que me mandaba a hacer era la sonografía pélvica y los resultados era que todo estaba bien.

Recuerdo que en una ocasión tuve que usar en un solo mes lo equivalente a cinco o seis meses de toallas femeninas en una menstruación porque habían pasado veinte días y seguía sangrando, lo normal en mí es de cuatro a cinco días así que lloraba día y noche, estaba desesperada porque se me quitara, cuando al fin un médico me vio me recetó medicamentos que poco a poco me la fueron disminuyendo hasta que se quitó por completo, en ese proceso tuve que aguantar un poco más de un mes y está de más decir con la anemia que quedé. Me sentía mareada, el corazón me latía deprisa hasta por caminar de mi aposento a la cocina. Perdí mucha sangre que no era menstrual y eso provocó que el corazón no tuviera suficiente para bombearla con normalidad. Nunca hasta el día de hoy he vuelto a usar tantas toallas como en esa ocasión, recuerdo que quedé aterrada de cómo me iba a llegar mi próxima regla y más que la entrepierna me quedó irritada por las toallas femeninas, tuve que usar más de ochenta. Nunca he sido de regla abundante; pero esa vez fue terrible lo que pasé.

En mi trabajo me dieron dos semanas de licencia médica y tan solo una semana después estaba llena de energías, me tomé lo que el doctor me recetó; pero el remedio natural que mi madre me preparó fue el punto clave en ese proceso, más adelante les detallaré cual usé, de hecho, les daré varias recetas naturales para la anemia sea esta por sangrado o no.

Luego de unos meses estuve sentada por más de una hora en un banco compartido con tres personas y entre ellos un amigo, y cuando me paré dejé el asiento y un periódico que estaba a mi lado manchado de sangre porque me había bajado y no me había dado cuenta ya que fue sin ningún dolor, cólico, ni nada, simplemente unas horas antes me había tomado una copita de vino y eso me la bajó, claro no era mi regla, no era mi fecha, era parte de mi descontrol.

Muchas de ustedes que están leyendo estas páginas deben de estar pensando en unas cuantas experiencias que también las han marcado.

¡Pero ánimo! Con la ayuda de Dios no hay nada que no se pueda mejorar o sanar con el debido cuidado en tu salud y con las alternativas naturales necesarias.

Antes de entrar a lo que son los remedios naturales, la efectividad de los suplementos y demás temas que leerás debo agregar un hecho más, una experiencia que me ha pasado en meses recientes y que ha sido tan doloroso y traumatizante como lo que me pasó cuando tenía menos de veinte años. Como es normal en toda persona me casé, al salir de mi país (República Dominicana) e irme a vivir al de mi esposo (México) comencé a usar métodos anticonceptivos. No me imaginé lo que las inyecciones mensuales y luego los comprimidos diarios le iban a hacer a mi cuerpo, si los estás usando presta mucha atención a este tema. Más adelante lo desglosaré con más detalles. Después de más de un año y medio usando las inyecciones decidí dejarla por completo al notar que mi regla bajaba más reducida de lo que es normalmente. Tres meses después de dejarla seguía sintiéndome casi igual porque eran tan fuertes que tuvo que pasar más tiempo para darme cuenta que sus efectos ya no estaban en mi cuerpo.

Mientras me inyectaba no tuve ninguna irregularidad, mes por mes ahí estaba mi periodo, me sentía feliz creyendo que era mi menstruación cuando en realidad era una falsa regla.

¿Por qué una falsa regla?

Porque los métodos anticonceptivos detienen la ovulación natural, por eso es un sangrado superficial. Incluso la manera de sangrar puede ser muy diferente a como era antes de tomarlos o inyectarnos.

Así que tuve que dejar por completo los anticonceptivos y cuando se salieron por completo de mi organismo volvieron otra vez los problemas menstruales. Una amiga que vivía detrás de mi casa sabía todo lo que estaba pasando y me dijo que era bueno que hiciéramos una infusión para las dos ya que años atrás ella había expulsado un quiste después de tomarlo por quince días. Les pondré más adelante la receta.

Días después, una tarde soleada y fresca nos fuimos juntas a buscar todas las hierbas. Duramos alrededor de una hora y media andando en los montes, yo con guantes y botas por la alergia que algunos árboles me provocan; pero ambas con una felicidad inexplicable al caminar por tanto tiempo en contacto con la naturaleza.

Cuando llegamos a su casa lavamos bien todo lo que trajimos y pusimos una olla de agua muy grande a hervir con las hierbas, al cabo de unos veinte minutos la apagamos y un rato después me dio la mitad de esa infusión. Llegué a mi casa llena de energía y alegría y ese mismo día comencé a tomarlo, tenía la seguridad de que me iba a limpiar la matriz o lo que fuera que tuviera. Unos días después cuando llegó mi regla me di cuenta lo efectivo que había sido. El primer día era mi costumbre tomar comprimidos los más fuertes que tenía en la casa para que me quitara el dolor. Desde que vi la primera mancha me lo tomé junto con mi desayuno ya que eran las ocho de la mañana, de eso de las ocho y veinte minutos el dolor era insoportable y sentí que la cápsula no me había hecho ninguna reacción y esa en poco tiempo me quitaba cualquier dolor. No podía estar sentada, parada, ni acostada. Era terrible, insoportable y no entendía qué era lo que me pasaba. Al cabo de unos minutos corrí de mi cama al baño y solo me dio tiempo a levantar la tapa del inodoro y vomitar sin parar, no solo expulsé el desayuno sino también la cápsula porque el amargo lo sentía recorriéndome toda la boca y la garganta.

Cuando observé mi botiquín me di cuenta que tenía más de diez comprimidos para el dolor; pero no me atreví a tomar otro porque las náuseas no se me quitaban. Me sentía tan mal y solo pensaba que iba a tener que aguantar todo ese dolor sin nada que me lo calmara. Una hora después seguía revolcándome con un dolor como nunca en mi vida, también estaba evacuando cada diez o quince minutos y vomitaba al mismo tiempo, tenía que estar sentada en el inodoro y con una bacinilla en mis piernas, ¡qué asco! A eso se me agregó frío y calor. Todo mi cuerpo temblaba como si tuviera fiebre, el pelo se me soltó y se me mojó de tanto sudar, las lágrimas corrían por mis mejillas sin esfuerzo, las piernas me dolían, y el dolor de la espalda baja y el vientre sentía que me destrozaba.

Dos horas después pensaba que me iban a tener que internar en un hospital, mi esposo se paseaba de acá para allá con los ojos desencajados hablando en voz alta para sí mismo y al mismo tiempo para mí. Estaba tan mal que apenas lo escuchaba decir que llamaría una ambulancia; pero no, que mejor me llevaba él.

Lo vi correr al auto, cuando entró a la casa otra vez me paré arrastrándome de tanto dolor y aferrándome a la pared. Le dije que no llamara la ambulancia y que no me llevara al médico, que llamara a una amiga que vivía a cinco minutos de la casa, le dijera lo que estaba pasando para que me inyectara, sabía que ella siempre tenía Diclofenac en su casa.

Además, odio ir al médico y sabía que lo qué me iban a hacer era inyectarme de emergencia cuando me vieran con un dolor tan descomunal, y posiblemente según el diagnóstico tal vez hasta hacerme una cirugía.

La otra razón por la que no deseaba ir era que no tenía fuerzas para salir de la casa, me la pasaba de la cama al baño y del baño a la cama arrastrándome al andar, evacuando, llorando y vomitando.

¡No podía salir así!

Esta historia està en mi canal de YouTube, hice una Story Time en dos partes.

Las causas

De un momento a otro el dolor se intensificó, creí que iba a desmayarme. Estaba en mi cama, me paré caminé despacio y llegué al inodoro, me senté, me observé las piernas y las tenía totalmente erizada al igual que toda mi piel, temblaba de pies a cabeza, cambié mi toalla femenina y cuando estaba haciendo el esfuerzo de levantarme para tomarme un trago de agua por lo deshidratada que me sentía y también para ponerme la ropa interior sentí que algo se desprendió de dentro de mi e iba bajando por mi vagina. Sólo les diré que apenas me dio tiempo a sentarme otra vez en el inodoro cuando algo cayó con tantas fuerzas que el agua del inodoro me salpicó. Mi esposo estaba muy inquieto, nunca me había visto de esa manera y en ese momento estaba entrando al baño y escuchó como cayó lo que yo había expulsado.

— ¡Quiero ver eso! —Me dijo —Necesito ver lo que expulsaste.

Entre los dos lo sacamos con un tubo plástico del agua del inodoro que por suerte solo tenía agua y sangre en ese momento.

A continuación, les pondré lo que expulsé, se los aviso porque puede haber una persona sensible leyendo este libro, así que puedes pasar la página que viene y continuar en la siguiente.

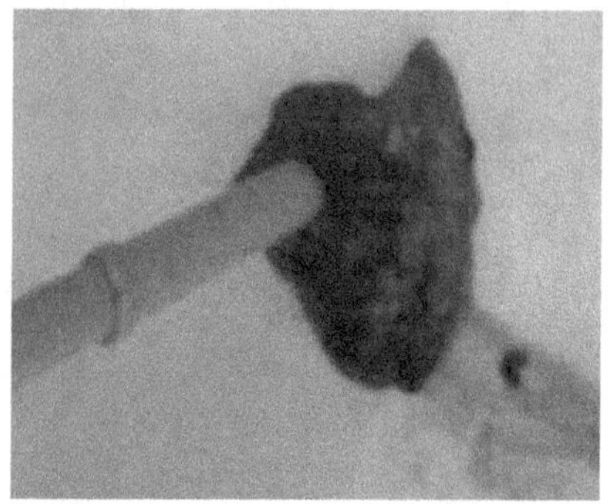

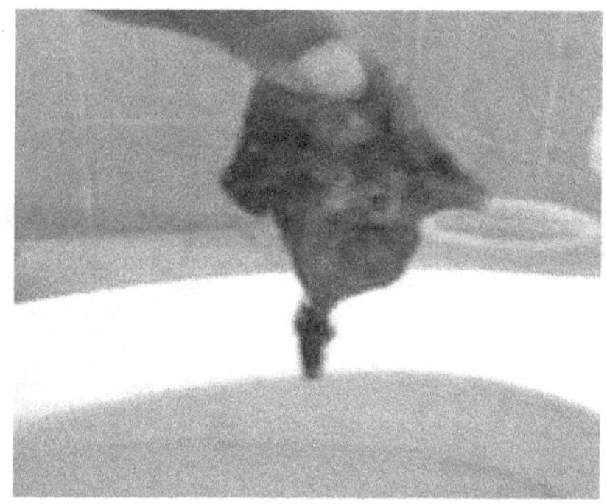

Más adelante les explicaré que fue lo que expulsé. Desde que salió de mí inmediatamente me recuperé y tuve fuerzas suficientes para darme una ducha, caminar más erguida y sentarme en un sofá sin sentir que se me iba a romper la cadera. En eso llegó mi amiga y acepté que me inyectara, estaba exhausta de tanto dolor por el que había pasado por varias horas y tenía miedo de que tuviera otro y que para salir me hiciera pasar por algo tan terrible una vez más.

Mi amiga se fue y al rato llegó la que vivía detrás de mi casa con la que hice la infusión, le mostré el pedazo y se quedó en shock. Luego sonrió y me dijo que, aunque me mató de dolor antes de salir eso significaba que me estaba limpiando, y ahí fue que entendí que la infusión era la que me había despegado ese pedazo de no sabía qué en ese momento.

Pasó ese día y al siguiente tenía mucho dolor, nunca un segundo día me daba dolor así que estaba asustada. Sentía que no iba a poder aguantar un dolor como el del día anterior tan rápido. Me tomé un comprimido para aguantar y un rato después expulsé otro; pero mucho más pequeño, aunque sí me dolió comparado con el primero fue poco.

Después de esos dos no expulsé más y luego mi regla se quitó. Me armé de valor y continué tomando la infusión sabiendo muy bien lo que podía venir después, si eso significaba que me iba a eliminar cosas raras que no tenían que estar dentro de mí pues tenía que seguir. Desde ahora quiero decirles que, gracias a esa infusión, aunque pasé mucho dolor me libré de una cirugía y no solo una vez. Por tres meses me tomé la infusión y en las tres ocasiones, aunque fuera algo pequeño expulsaba.

Al cabo de un año de esta experiencia, en una de mis reglas me puse muy mal otra vez, sabía que podía ser que algo estaba saliendo de mi interior y así fue, algo casi del mismo tamaño lo vi caer al inodoro. Y desde que salió el dolor disminuyó casi por completo. Al pasar el tiempo ya llevaba alrededor de cinco pedazos expulsados de diferentes tamaños en diferentes reglas, lo que comenzó a llamar mi atención fue que los últimos no los expulsaba porque tuviera tomando infusiones, ni nada para limpiarme. Entonces, ¿Qué me estaba provocando que se me formaran? ¿Y qué eran?

Poco a poco empecé a notar que cada vez que terminaba un blíster de cápsulas anticonceptivas los expulsaba, cuando no tomaba, porque a veces descansaba no los botaba ni me daba un dolor tan fuerte.

Cambié la marca de anticonceptivos y me seguía pasando, usé económicos y costosos y todos sentía que me provocaban lo mismo sin ninguna excepción. Tenía que averiguar "qué me estaba pasando".

Duré un tiempo en mi investigación, consulté con médicos y naturistas y todos llegaron a una misma opinión. Antes de decirles cual fue esa opinión es importante que les diga que lo que expulsé, lo que vieron en esas fotos son "miomas uterinos".

Ya había escuchado rumores de que los anticonceptivos todos sin excepción podían estimular el crecimiento de miomas o si ya los tenías podían hacerlos crecer más. Los miomas benignos son hormonodependientes. Los estrógenos estimulan el crecimiento de los miomas. Los anticonceptivos están llenos de hormonas sintéticas y eso era justo lo que me había inyectado y que luego estaba tomando.

Cuando en mi investigación supe esta información estaba segura de que era cierta, exactamente eso notaba que me pasaba cuando tomaba anticonceptivos, y expulsar los miomas era como tener un parto ya que el útero se contrae de la misma manera. Ya no quería y no podía seguir pasando por algo tan traumatizante y doloroso. Tenía que dejar para siempre los anticonceptivos los cuales solo los usaba con el objetivo de controlar la regla. Tenía que usar algo diferente, que me diera mejor calidad de vida y que mi menstruación no me agobiara mes tras mes, que fuera lo más perfecta posible y ahí fue que pensé que tenía que decidirme por lo natural, era lo mejor que podía hacer y mi cuerpo me lo iba a agradecer.

Después de durar unos días investigando a qué ginecóloga le iba a entregar mi salud femenina me decidí por una señora muy delgada, amable, muy profesional, entregada de lleno a su profesión que aparte de ginecóloga también era oncóloga. Desde que me presenté en su consultorio me prestó toda la debida atención, luego me entregó una lista de todos los análisis hormonales que tenía que hacerme, una sonografía transvaginal, etc.

Antes de llevarle los resultados tuve una regla extremadamente dolorosa y expulsé un pedazo otra vez, la doctora le mandó hacer una biopsia y desde ese día supe que eran miomas uterinos. Desde que lo expulsé saqué de mi vida todo lo referente a anticonceptivos. También me explicó que los dolores que había sufrido por tanto tiempo eran dolores similares a los de parto por las contracciones del útero para expulsarlos. Durante el trabajo de parto, el cuerpo produce prostaglandinas de manera natural. Las prostaglandinas cumplen la función de preparar el cuello uterino y ayudar a dilatarlo en respuesta a las contracciones.

El dolor que sentía que no podía soportar eran las prostaglandinas haciendo su trabajo igual que si fuera un parto. Al cabo de unos días le llevé los resultados, estaba triste por todo lo que me salió; pero a la vez alegre porque estaba camino a saber con qué exactamente tenía que luchar, estaba dispuesta a hacer todo lo que pudiera por recuperar mi regla natural y que fuera perfecta.

Días después me presenté con todo lo que me había dicho que le llevara.

La doctora me miró de soslayo cuando le pasé mis resultados, —dígame todo —le dije, y no tengas miedo. Ella respiró profundo y me dijo:

—Mi niña, ya verás que todo lo que tiene lleva tratamientos y muy efectivos.

Asentí con la cabeza y ahí vino el disparo:

—Tienes varios miomas fuera del útero, lo bueno es que son muy pequeños. Tienes un quiste simple en el ovario derecho, hiperplasia simple y también el endometrio engrosado. Me quedé en shock, miré hacia el suelo cabizbaja, luego levanté la barbilla y le pregunté cuáles serían esos tratamientos.

Inmediatamente ella comenzó a escribirme las recetas; mientras escribía me decía que íbamos a llevar el tratamiento con calma para que no me estresara y que comenzaríamos con el problema del endometrio engrosado. Estas palabras fueron las únicas que escuché porque ahí mismo me hice un mundo de todo lo que haría aparte de sus recetas con alternativas naturales para sanar mi útero. Me entré lo más profundo que pude en este tema de por qué se enferma la matriz, y he aquí un resumen para ustedes:

Comenzaré diciendo que la matriz se enferma muchas veces debido a los alimentos que comemos. La vida moderna está llena de químicos para conservar los alimentos como ácido acético, citrato de sodio, propionato de calcio, entre otros.

En los tiempos de nuestras abuelas y hasta de nuestras madres la comida era mucho más natural y eso se reflejaba en las reglas de las mujeres y en su fertilidad. Otro ejemplo más es la leche que tomamos, a las vacas les inyectan antibióticos y hormonas para que den más cantidad de leche, el cáncer de ovario se suele asociar al consumo de leche. Cuando tomamos leche estamos ingiriendo lo que nos daña la salud, y se refleja mucho en el sistema reproductor femenino.

Las mujeres que son del tipo de sangre cero deben evitar la leche de vaca porque les va a causar problema en la matriz.

Si la leche que tomas es orgánica, si esas vacas u ovejas no le han inyectado nada perjudicial para la salud la puedes tomar sin problemas. Lo que hace daño no es la leche en sí, más bien es todo el proceso a que someten a los animales para su uso comercial.

Recuerdo que cuando sufrí mucho por causa de los miomas tomaba leche en exceso, y ellos crecían sin parar y a eso le debo agregar todo lo que los anticonceptivos me hacían mes tras mes.

Usar tampones durante tu menstruación te puede causar problemas en la matriz debido a que muchos vienen contaminados. Estar todo el tiempo llena de tristeza o rencor puede causar daño no solo a la matriz sino también a todo el sistema reproductor.

El uso constante de detergentes puede hacer que tu matriz se enferme, principalmente el uso en exceso del cloro. Y por supuesto no debo dejar de escribir sobre la endometriosis y la hiperplasia. La endometriosis es caracterizada por el crecimiento del tejido del endometrio fuera del útero, lo que puede provocar menstruación abundante y formación de coágulos. Esta enfermedad, a pesar de ser más frecuente en mujeres entre los 30 y los 40 años, puede surgir a cualquier edad. Otra enfermedad del endometrio es la hiperplasia endometrial, la cual es el crecimiento excesivo de la mucosa que recubre el interior del útero, o la aparición de pólipos cervicales y pueden provocar menstruación con coágulos.

La hiperplasia endometrial es el aumento del grosor o del espesor del tejido que reviste la parte interna del útero, debido a la exposición excesiva de estrógeno, que puede ocurrir en mujeres que no ovulan todos los meses o que se encuentran bajo terapia de reposición hormonal solamente con estrógeno.

Principales síntomas:

Los síntomas que pueden presentarse en mujeres con hiperplasia endometrial son: sangrado uterino anormal durante la menstruación y pudiendo surgir fuera del período menstrual, dolor de vientre intenso, menos de 21 días entre cada menstruación y aumento discreto del tamaño del útero, el cual se puede identificar a través de un ultrasonido transvaginal.

La hiperplasia de endometrio es causada por la exposición excesiva a la hormona estrógeno y, por lo general, una cantidad de progesterona insuficiente. Algo muy importante es que la matriz debe de estar en su debido lugar, hay muchas chicas que sienten que algo le duele principalmente cuando bajan su cuerpo para buscar algo en el suelo, al hacer algún ejercicio o algo parecido.

Esto se puede deber a que la matriz esté baja, es recomendable que busques un especialista para que te la suba, y así también puedes tener una menstruación mejor porque esta condición podría afectarla.

Debes evitar lo más que puedas la comida chatarra como por ejemplos los refrescos los cuales tienen un exceso de azúcar, como nos alimentemos afectará las hormonas y por ende la matriz.

Como ya dije la alimentación, el desequilibrio hormonal, todos los métodos anticonceptivos y el estrés pueden ser la causa de que se formen los miomas. Algo más que debo agregar son dos hormonas que no estaban funcionando bien en mi cuerpo y que por eso mi regla era un perfecto desastre.

El día en el consultorio la doctora también me dijo:

Tienes la prolactina alta y la progesterona baja.

Ella me pasó sus recetas y yo las tomé con mi mano derecha haciéndome un mundo otra vez de mis ideas con las alternativas naturales.

Al llegar a mi casa ese día también me di la tarea de saber qué había provocado que mi progesterona estuviera baja.

La progesterona tienes funciones muy especiales e importantes en nuestros cuerpos, se produce en los ovarios y es la hormona que permite llevar un embarazo a término. Prepara los senos para que produzcan leche, ayuda a que el útero esté listo para mantener un óvulo fertilizado.

Lo que causa que esté baja puede ser factores como el estrés, ovarios poliquísticos, también si hay exceso de estrógenos la progesterona puede bajar. Los anticonceptivos pueden aumentar los niveles de estrógeno, causando un desequilibrio hormonal, o patologías como hipotiroidismo. Una vida acelerada puede conllevar a una bajada de los niveles de progesterona.

Alimentación: Una dieta a base de alimentos de origen animal, y un consumo bajo de vegetales y frutas, puede provocar un aumento de los niveles de estrógeno, causando un desequilibrio en la progesterona. En muchas ocasiones la progesterona baja puede indicar que la mujer tiene problemas con su ovulación.

Los síntomas de la progesterona baja son:

Depresión. Especialmente si esta continúa al pasar el tiempo, insomnio, esterilidad, sofocos, dolores en articulaciones, cambios en el apetito, disminución de la libido. Embarazo ectópico y/o aborto. Síndrome premenstrual, retención de líquidos, hinchazón o distensión abdominal, sistema inmune débil, pudiéndose presentar enfermedades de forma recurrente como resfriado y tos. Cambios en el estado de ánimo. Ciclo menstrual irregular. Los niveles bajos de progesterona pueden causar anomalías en la menstruación, pudiéndose experimentar flujos fuertes, falta de menstruación o irregularidad. Una de las causas de la aparición de los quistes ováricos son los bajos niveles de progesterona.

¿Qué es la prolactina?

¿Por qué los niveles de prolactina son altos?

La prolactina es la hormona que se encarga de estimular la secreción de la leche a través de una acción directa sobre las glándulas mamarias. Esta hormona es producida en la hipófisis o pituitaria una glándula que está en el centro del cerebro. En otras palabras, la prolactina hará que cuando estés embaraza puedas tener suficiente leche para alimentar a tu bebé.

Los síntomas de la prolactina alta son:

Irregularidad menstrual

Secreción lechosa en ambos senos

Infertilidad

Amenorrea (falta de la menstruación) entre otros síntomas.

Nota importante: también los hombres la pueden tener alta.

Pero si no estás embaraza como era mi caso en ese momento ¿qué pudo provocar que estuviera alta?

Pudieron ser varias causas:

Si en dado caso en la pituitaria hay un pequeño tumor, este podría estimular el área y la glándula empieza a producir un exceso de prolactina.

La prolactina es una hormona muy sensible y puede ser estimulada con la comida y más si es rica en proteínas, es una hormona que se eleva con el estrés intenso. Se ha visto que ciertos fármacos como la cimetidina, los antidepresivos, antihistamínico entre otros pueden elevarla.

Cuando los niveles de prolactina están muy elevados va a ver desequilibrio hormonal. Y algo muy importante que debo decirles es que la mayor causa de que la prolactina se eleve es el comer en exceso productos que contengan harina de trigo. Comer excesos de esta harina afecta la matriz, ya que se convierte en un tipo de glucosa. El gluten es la proteína que tiene el trigo, el pan, en fin, todo lo relacionado con este tipo de harina tiene gluten.

Pues el gluten tiene una proteína llamada B5, esta proteína tiene un efecto dañino en el cerebro porque daña los neurotransmisores afectando directamente la pituitaria y cuando esto pasa obliga al cuerpo a producir un exceso de prolactina.

Reconozco que había comido alimentos a base de harina de trigo hasta que casi me salieron por los ojos. Había aprendido a hacer pizzas, bizcochos (pasteles) donas (rosquillas) rellenas y sin relleno, churros, pan casero, galletas etc.

Mi ginecóloga me dijo que la prolactina era muy necesaria que estuviera normal porque estimulaba el sistema de ovulación, fecundación y de implantación y si estaba alta era una gran causa de infertilidad. Si se eleva en demasía se debe de pensar en el hipertiroidismo. En mi caso aún no llegaba a esos niveles. Un rato después de salir del consultorio de la doctora estaba muy alegre en mi casa con un blíster de progesterona de 10 mg, una amiga me había regalado 17 comprimidos, así que con 3 comprimidos más iba a tener para dos meses, la doctora me dijo que tenía que usarlas por seis meses para que el endometrio engrosado volviera a la normalidad.

¿Medicamentos o veneno?

En el caso de la prolactina me recetó sólo cuatro comprimidos llamados prolactolina los cuales me tenía que tomar uno semanal. Decidí tomármelos primero que la progesterona porque eran pocos y solo uno a la semana. Comencé a tomarlos un lunes de eso de las 9:30 de la noche, aproximadamente una hora después estaba en el baño cepillando mis dientes para irme a la cama cuando sentí sensaciones tan extrañas que no sé si podré explicarlas.

Mareos, náuseas, un nerviosismo desmedido, temblores, frío, calor, y taquicardia. Sequé mi boca con una toalla y como mi cama estaba muy cerca del baño caminé despacio y me acosté, traté de llamar a mi esposo; pero no pude, me sentía débil como si fuera a desmayarme. Pasó como un minuto y permanecí inmóvil en posición fetal.

Mi cabeza daba vueltas, no entendía qué me estaba pasando, después de un minuto más sentí que me recuperé de todo lo que sentía así de repente. Deprisa me paré de la cama luego me senté y entendí exactamente lo que me había ocurrido: los efectos secundarios de la prolactolina, ya había leído en la caja donde venía el medicamento lo que podía pasar al tomarlas; pero no imaginé que fueran tan fuertes y extraños y que los sentiría todos a la vez, menos mal que solo fue un par de minutos. Como me quedaban tres, decidí contarle a mi esposo lo que sentí con la primera, ya había comenzado, así que pasara lo que pasara tenía que terminar el tratamiento, le dije que si me veía muy mal me llevara al médico, tenía miedo; pero no debía dejarlas. Para mi sorpresa al tomarme la segunda sentí muy pocos efectos secundarios, con la tercera sentí aún menos y con la última casi nada excepto porque me quitó la regla. Ese último lunes de tratamiento me había bajado de eso de las 8 de la noche, como los tratamientos hormonales es mejor tomarlos de noche me tomé el último comprimido a las 10, me acosté y al levantarme en la mañana observé que no tenía nada. Ya había leído en los efectos secundarios que podía dar amenorrea.

Por suerte tan solo cinco días después comencé a manchar y con remedios caseros le di un empujoncito y al día siguiente ahí estaba mi regla. Les dejaré este remedio casero para bajar la regla. No me imaginé lo que me esperaba con la progesterona, cuando les escriba lo que pasé, esto les parecerá una nimiedad.

Cuando me las comencé a tomar sabía que podía tener efectos secundarios; pero lo que me pasó créanme que va más allá de lo que creí que podía pasarme. Lo que escribiré a continuación fue lo que me inspiró a escribir este libro porque no deseo ver a ninguna mujer pasando algo tan terrible como lo que viví. Quiero que sepan que tomar esos comprimidos marcaron en mi "un antes y un después". Jamás; mientras vida tenga volveré a tomarlas, espero que Dios nunca me lo permita.

Las que me recetó la doctora como dije anteriormente eran de 10 mg y vía oral. Contando desde el día 1ro al día 14 de mi última regla tenía que tomarla por 10 días y así lo hice, antes de irme a la cama me la tomaba todos los días.

Debía repetir este proceso por seis meses y ella me dijo que cada vez que terminara el número diez en pocos días los mismos comprimidos me iban a bajar la regla. Y que en esos meses la progesterona me iba a desaparecer el problema del endometrio engrosado.

Seguí al pie de la letra todo lo que la doctora me dijo. Al tomarme la última es decir el número diez debía parar y esperar la menstruación, seis días después comencé a manchar y así continué por tres días más. Hay mujeres que esa es su normalidad, manchar unos días y luego bajar, yo nunca he sido así a menos que sea una regla anormal.

El dolor me molestaba mucho y me tenía muy inquieta, mi regla quería bajar y la progesterona no lo permitía. Seis días después manchando comencé a tomar remedios naturales y dos días después me bajó. Dios bendiga los remedios naturales, también encontrarán este potente remedio que usé que pudo luchar contra ese veneno llamado progesterona que inocentemente le estaba entrando a mi cuerpo. Cuando la regla me bajó con dificultad el primer mes después de haber comenzado el tratamiento no fue normal, primero tuve un manchado, con los remedios caseros me bajó y después de mis días normales se me quitó, luego tuve un manchado por cuatro días, una semana después manché un día y ya no volví a manchar, todo lo que describo aquí eran los efectos secundarios de la progesterona que comenzaban a hacer presencia.

Unos días después se me quitó, me sentía bastante normal, claro sólo me había tomado diez. Al mes siguiente repetí el mismo proceso y al terminar el número diez me quedé esperando la regla. Pasó una semana, luego dos, tres, pasó el mes y no me bajó. Hablé con varias amigas que las habían tomado y me contaron horrores sobre los efectos secundarios con este medicamento.

Hubo una que me dijo que la regla se le atrasó por cuarenta días, y que le llenó la piel de la espalda de erupciones.

Estaba segura que los efectos secundarios ya estaban haciendo estragos en mí. Un día salí con mi esposo de compras al supermercado, recuerdo que me sentía muy bien, estaba alegre, positiva a pesar de tener un atraso.

Hacíamos chistes, reíamos por todo, compré unos antojos como camarones, gelatinas, y diferentes tipos de quesos. Justo ese día que recuerdo tan alegre comenzó para mí el "antes y el después" de ese veneno llamado progesterona.

Cuando íbamos en el auto, unos veinte minutos antes de llegar a la casa sentí algo extraño que no había sentido nunca en mi vida. Unos de mis quesos preferidos (mozzarella) lo tenía en una bolsa y su olor me estaba haciendo enloquecer, tomé manitas limpias y con una servilleta agarré un pedazo y me lo comí despacio y con mucho placer. Un tiempo después sentí la sensación de que el queso se me había quedado pegado a la garganta. Tomé agua, respiré profundo, tosí varias veces, no sabía qué hacer, el queso seguía atorado o eso era lo que sentía.

El auto seguía su curso, mi esposo continuaba conduciendo yo iba pensativa, atormentada. La alegría que tenía se había evaporado y ese día comenzaba una pesadilla. Mi esposo me preguntaba qué me pasaba y no le respondía, no quería que se preocupara, necesitaba saber qué me estaba pasando para contarle y saber qué hacer.

Ya en la casa después de limpiar, arreglar todo lo que trajimos y bañarme me dio hambre.

Traté de luchar con mis pensamientos negativos y comencé a preparar la cena, un rato después y casi de noche la serví, el atragantamiento se me había pasado casi por completo; pero estaba tan nerviosa, era una sensación fea, triste, extraña, me sentía como que no era yo.

Mi esposo comenzó a comer con tanto placer y con una sonrisa en el rostro, estábamos cada uno en un sofá frente al computador mirando una película. No les voy a negar que tenía miedo de comer y que me pasara lo que viví en el auto otra vez. Como no soy de cenar grandes cantidades de alimentos me serví un surtido de diferentes almendras y nueces y un poco de queso cheddar.

Mientras comía todo estaba bien, unos diez minutos después vino el horror otra vez, esta vez era peor que antes, no solo sentía el queso atascado sino también las almendras y las nueces, estas las sentía como si formaran un nudo dentro de mi garganta, estaba mal, mi corazón se aceleraba.

Una vez más no le dije a mi esposo; pero me sentía desesperada, tuve que esperar dos horas para sentirme mejor. Esa noche me acosté muy preocupada, me dormí inquieta y al amanecer cuando desperté ya no sentía nada, cepillé mis dientes y abrí la garganta lo más que pude frente a un espejo y no vi nada fuera de lo normal.

Cuando sentí hambre otra vez estaba preocupada, sí, tenía miedo a comer. Esperé un rato no sabía qué hacer; pero cuando el estómago me comenzó a doler, en contra de mi voluntad tuve que comer, no recuerdo cual fue mi desayuno, lo que sí recuerdo muy bien fue como me atraganté otra vez. Ese día era de relajamiento para mí, los domingos los bauticé así, el día de la semana más esperado, nada de celulares, solo películas en la computadora, irme de playa, cantar, escribir hasta más no poder, hacer comidas especiales, visitar familias y amigos, se supone que tenía que pasarlo bien; pero en cambió estaba vuelta un manojo de nervios, caminando de acá para allá con las lágrimas al borde de ser derramadas. Ya no pude ocultarle a mi esposo lo que me pasaba. Me senté a su lado en un sofá y le expresé todo lo que sentía desde el día anterior.

Él al escucharme se quedó más desorientado que yo, ¡¿Qué era lo que me estaba pasando?!

—Tranquila, —me dijo mi esposo, —no dejes de comer porque te vas a enfermar, lo que sea que tengas es pasajero. Deseaba desesperadamente creer que sí, que era algo pasajero, no quería sentirme de esa manera, era muy incómodo. Dejándome llevar de los consejos de mi esposo de hacer como que no pasaba nada, unas horas después me puse a cocer los camarones, al rato tenía la comida servida y como era uno de mis antojos comí con ganas.

Unos veinte minutos después ahí estaba otra vez la molestia en la garganta; pero está vez era peor. ¡No lo podía creer! ¡Sentía que me ahogaba! Tenía que respirar con fuerza, inhalaba y exhalaba, y algo más, me dolía mucho el pecho.

Pasé todo el resto del día inquieta, me puse a tratar de relajarme, vi una película, escribí un rato y nada valía, la incomodidad no me dejaba concentrar, me sentía muy mal y lo peor es que no sabía ni entendía lo que me pasaba. El lunes fue lo mismo que el domingo, amanecí normal y desde que comí sentí que me atoraba y también me asfixiaba.

La molestia me duraba de dos a tres horas, al cabo de ese tiempo me iba sintiendo casi normal, entonces me daba hambre otra vez y tenía qué comer ya que lo que me servía eran porciones pequeñas, es mi costumbre, o sea que prácticamente todo el día me sentía con la garganta atorada o el pecho apretado, ahogada y desesperada.

Cuando el martes continué con lo mismo decidí ir al médico y mi esposo me acompañó. Estaba tan angustiada, el problema me estaba afectando demasiado, no sonreía, no quería comer, tener los alimentos de frente en el plato me ponía muy nerviosa porque sabía lo que me esperaba. Tenía tanto deseo de no comer jamás, algo imposible para un ser humano a menos que desee morir de inanición. Con signo de esperanza llegué donde el médico y le expresé todo lo que me estaba pasando. El señor me escuchó con bondad y empatía. Luego de examinar mi estómago con las manos a ver si me dolía me dijo que si había abusado de mi voz, le dije que no, él me explicó que algunas personas que cantan muchas veces lastiman su diafragma al forzarlo demasiado y luego sienten exactamente los síntomas que yo presentaba.

Con respeto; pero con firmeza le expliqué que, aunque cantaba nunca lastimaba mi diafragma porque no cantaba notas altas a menos que hubiera ensayado y que sabía desde pequeña como hacerlo para no sufrir consecuencias. Dicho esto, el médico me dijo que lo mejor era hacerme varios exámenes porque estaba casi seguro que tenía problemas estomacales o de tiroides.

Con mucha amabilidad me dijo que le llevara lo antes posible los siguientes análisis:

Helicobàcter pylori en heces y en sangre.

Y Sonografía de tiroides.

Salí un poco más calmada del hospital, pensé que estaba dando los pasos para saber qué me pasaba y así tener la solución a mis síntomas. Días después le llevé los resultados, todo salió negativo, nada de lo que me indicó era la causa, le di gracias a Dios por no tener esa bacteria tan difícil de lidiar, y que mi tiroides estuviera normal. Pasaron unos días y continuaba mal, ya no solo sentía que me asfixiaba cuando comía sino todo el día hasta antes de tomar agua, me sentía como si tuviera asma, y algo que noté era que la garganta me sonaba, era como un gorgoreo extraño, más horrible no podía ser.

Estuve tan afectada que llamé a mis hermanas y les conté lo que me estaba pasando y les dije que no le dijeran nada a nuestra madre para no preocuparla.

Tan solo unas semanas después me tocaba la tercera dosis de progesterona y justo antes de comenzar a tomármelas mi cerebro se iluminó, ¡por supuesto! ¡Eran efectos secundarios de la progesterona!

Deprisa busqué la caja donde vino y leí de pies a cabeza los efectos secundarios. Aun así, deseaba saber más y aquí les pondré una lista detallada de todo lo que esas cápsulas que para mí fueron y seguirán siendo un veneno, pueden causar en nuestros cuerpos. Si por lo menos a algunas de ustedes las puedo librar de un tormento como este me sentiré satisfecha.

Estaba en un dilema, tomarme o no tomarme las que tenía en casa, sólo me quedaban siete y para completar el tratamiento de un mes debía de comprar tres, llamé a la farmacia y me dijeron que solo se vendía el blíster de diez completo.

Como tenía miedo de continuarlas decidí tomarme solo las siete, pensaba en mi endometrio engrosado, ¿y si de verdad las necesitaba? Quería sanar mi útero, no sabía qué hacer.

Llegó la fecha de comenzarla y me tomé la primera, luego la segunda y así completé en una semana las siete y fue ahí que comprobé que eran las culpables de mi ahogo y las dificultades que sentía en mi garganta porque al terminarlas me puse como nunca. Comer me daba pánico y hasta creí que iba a necesitar oxígeno.

— ¡Jamás tomaré eso! —Le dije a mi esposo con los ojos fuera de mis órbitas. —Buscaré alternativas naturales para mi endometrio engrosado, compraré progesterona natural y todo lo que encuentre que me pueda ayudar con el problema.

Mi esposo asintió con la cabeza y no volví a tomarlas a pesar de que me faltaban tres meses de tratamientos o sea treinta cápsulas más. Después de tomarme las siete me tenía que bajar la regla y no fue así. Un mes después cuando me tocaban las próximas no tomé nada y aun así no me bajo, ni el mes que le siguió ni el otro.

Tomé todos los remedios naturales que pude para qué me bajara mes por mes y no lo conseguí, la progesterona es tan fuerte y nociva que no valía nada, investigué que cuando se sale del cuerpo es que la regla baja.

 También tuve que soportar como de madrugada por dos ocasiones me dolía y me punzaban muy fuertes los ovarios, ese efecto secundario lo había escuchado en otras chicas, al cuarto mes de estar sin regla tuve una mancha de cuatro días con un poco de dolor, era como si tuviera la menstruación; pero sin que me corriera, era solo una mancha. Ahí aproveché para ayudar a desintoxicar mi cuerpo con alternativas naturales para ver si el próximo mes por fin me bajaba.

Estuve cuatro meses aguantando dolor en el bajo vientre, en las piernas, en la espalda baja, en los senos. Era una pelea entre mi cuerpo y la progesterona, sentía que lo natural quería bajar y la progesterona lo impedía. Profundicé en el tema, ¿qué era lo que la progesterona estaba haciendo en mi cuerpo como para quitarme la regla, y por tanto tiempo? ¡Cuatro meses!

Y esto que solo me tomé veintisiete, no quiero imaginar lo que me hubiera pasado si me tomaba los seis meses de tratamiento.

Si hubiera visto o leído estos efectos nunca me hubiera tomado ni siquiera la primera, por eso esta historia la subí a mi canal de YouTube para ver si puedo ayudar a algunas chicas en dado caso estén pasando algo parecido, o por si las necesitan tomar sepan a lo que se pueden enfrentar, aunque les recomiendo que hagan lo que hice. Me fui por lo natural con resultados sorprendentes y sin efectos secundarios, alternativas naturales que también leerán en este libro.

Sobre los terribles efectos secundarios esto fue lo que investigué:

"La progesterona inhibe la producción de luteoestimulante (LH) por parte de la hipófisis.

Una toma prolongada puede producir una amenorrea por atrofia endometrial.

¿Qué es atrofia endometrial?

La atrofia del endometrio es un proceso natural que se dará una vez se alcance la menopausia, momento en el que desaparece el efecto trófico de las hormonas gonadales, en particular, el de los estrógenos.

Atrofia endometrial. Después de la menopausia por una disminución de las hormonas femeninas (estrógenos), la mucosa que recubre el interior del útero, el endometrio, se vuelve fino y frágil, por lo que puede originar un sangrado genital anormal.

En otras palabras, la progesterona hace sentir que una mujer ya está en una menopausia temporal, aunque esta apenas tenga unos veinte años, meses antes en todos los análisis que me mandó a hacer la doctora mis estrógenos salieron excelentes, estaba segura que mi amenorrea era temporal. Fue muy doloroso sentir durante tanto tiempo que mi regla estaba ahí y que no me podía llegar. A veces el dolor era tan fuerte que iba al baño segura de que ya bajaba y cuando miraba no había nada, ni siquiera una mancha, todos los meses sentía que ovulaba y para estar más segura me hacía pruebas de ovulación que salían positivas; pero no podía menstruar.

Más adelante dejaré para ustedes todo lo que hice para recuperar mi periodo después de esta mala experiencia que tanto tormento me hizo pasar. A continuación, les dejaré otros efectos secundarios a los que te podrías enfrentar si decides llevar un tratamiento de progesterona, porque la amenorrea fue solo uno de tantos que tuve.

Todo esto fue lo que encontré:

Cefalea (dolor de cabeza), mayor sensibilidad o dolor en los senos, malestar estomacal. Dígale a su doctor si cualquiera de estos síntomas es severo o si no desaparece:

Vómitos

Diarrea

Estreñimiento

Cansancio

Dolor en los músculos, las articulaciones o en los huesos, estado de ánimo variable, irritabilidad, preocupación excesiva. Rinorrea, estornudos, tos, secreción vaginal. Problemas al orinar.

Algunos efectos secundarios pueden ser graves. Los siguientes síntomas son poco comunes, pero si usted experimenta cualquiera de ellos, llame a su doctor de inmediato:

Bultos en los senos, migraña, mareos o debilidad grave. Dificultad y lentitud para hablar, debilidad o adormecimiento de un brazo o pierna, falta de coordinación o pérdida del equilibrio. Disnea, aumento de la frecuencia cardíaca, dolor repentino en el pecho, tos con sangre, hinchazón o dolor en las piernas, pérdida de la visión o visión borrosa, ojos hinchados, visión doble, hemorragia vaginal inesperada, temblor incontrolable en las manos, crisis convulsivas, dolor e hinchazón del estómago. Depresión, urticarias, erupciones cutáneas, prurito, dificultad para respirar o tragar, hinchazón de la cara, garganta, lengua, labios, ojos, manos, pies, tobillos o piernas, ronquera.

Los animales de laboratorio a los que se les dio progesterona desarrollaron tumores. No se sabe si la progesterona aumenta el riesgo de desarrollar tumores en los seres humanos. Converse con su doctor acerca de los riesgos de tomar este medicamento.

Los medicamentos como la progesterona pueden causar anormalidades en la coagulación de la sangre. Esto puede cortar el suministro de sangre al cerebro, el corazón, los pulmones o los ojos y causar graves problemas. Converse con su doctor acerca de los riesgos de tomar este medicamento. La progesterona puede causar otros efectos colaterales. Llame a su doctor si usted tiene cualquier problema extraño mientras toma este medicamento.

Entonces, si este medicamento es tan tóxico, ¿Para qué lo recetan? ¿Por qué está a la venta un producto tan nocivo para la salud femenina? ¿No se puede sustituir por alternativas naturales? Esas eran mis preguntas días tras días. Los efectos secundarios que tuve por supuesto no fueron todos los de esta lista; pero pienso que me tocaron los peores, aquí los desglosaré para ustedes.

Lo primero que llamó mi atención fue la definición de la palabra disnea:

Ahogo o dificultad en la respiración. Sinónimo de asma y asfixia.

Exacto, justo lo que yo tenía. Por lo menos sentir que se me atoraba la comida me duró aproximadamente una semana, era tan tormentoso, muchas veces sentía como si tuviera una flema en la garganta, con las gárgaras de bicarbonato de sodio, de sal y de vinagre de manzana usándolos por separados me sentía mejor.

Aun así, el pavor a comer y que me pasara de nuevo me duró un par de meses. También tuve que lidiar con mayor sensibilidad o dolor en los senos, estreñimiento, estado de ánimo variable, un día estaba normal y al otro en un estado depresivo sorprendente, irritabilidad, una ira incontrolable que mejor me encerraba en mi aposento hasta sentirme mejor. Preocupación excesiva, por todo me preocupada y me estresaba más allá de lo normal. Y algo que me llamó mucho la atención mientras las tomaba era que al despertar sentía una desesperanza y unas ganas de estar muerta como nunca en mi vida, aún hubiera tenido una buena noticia o un logro el día anterior.

Y de los efectos secundarios más graves y menos comunes me tocaron varios:

Mareos, aumento de la frecuencia cardíaca, dolor repentino en el pecho, pérdida de la visión o visión borrosa, visión doble. Qué difícil se me hacía leer principalmente las letras pequeñas. Dificultad para respirar o tragar, y por supuesto el ahogo o disnea.

La liberación con las alternativas naturales

Comenzaré dejándoles remedios naturales para la anemia sea esta por sangrado o no, según vayan leyendo encontrarán una gran cantidad de alternativas naturales para que al igual que yo recuperen del todo su regla, lo que me pasó con la progesterona sintética fue lo que me animó aún más a recurrir a los remedios naturales para todo lo que pasé con mi salud femenina, esos efectos secundarios fueron los que rebosaron la copa.

Cuando sangré por más de veinte días y me recuperé deprisa, estos son los remedios naturales que mi madre me dio a tomar, y luego con el tiempo aprendí otros y los usé demostrándome lo eficaz que son para subir el hematocrito y la hemoglobina. Necesitarás los siguientes ingredientes naturales.

Remedios caseros 1 para la anemia

Ingredientes:

Bija en semillas, se conoce en muchos países como achiote.

Polvo de hierro 2 sobres

Calcio granulado 1 caja

Vino tinto dulce 1 botella

Miel natural la cantidad puede ser a tu gusto.

Haz todo lo posible de que sea miel de buena calidad porque en muchos países le agregan azúcar; mientras más orgánica sea la miel obtendrás mejores resultados.

Modo de preparación:

En un recipiente de plástico o de cristal de tapa ancha poner todos los ingredientes, dejarlos reposar 24 horas a temperatura ambiente y comenzar a tomar, para calcular la cantidad puede ser tres sorbos en la mañana después del desayuno ya que es una bebida fuerte, beber la misma cantidad antes de irte a dormir, si la anemia es muy fuerte, se puede tomar tres veces al día antes de cada comida. Lo puedes tomar por un mes y vas al médico a hacerte exámenes para ver cómo va tu hemoglobina. Es muy posible que no necesites tomarlo más a menos que pierdas mucha sangre otra vez o tengas anemia por una razón diferente; pero si lo tienes que repetir hazlo. Casi todas las recetas de este libro están en mi canal de YouTube. Al principio del libro está el enlace, así puedes ver como se hacen exactamente.

Algunas propiedades de la bija (achiote):

Las partes medicinales utilizadas son las semillas, las hojas y la raíz. Es efectiva contra enfermedades de trasmisión sexual como la gonorrea, se utiliza contra infecciones, el extracto de las semillas contiene vitamina E, C y complejo B. Es antioxidante, contiene minerales como calcio, fosforo y hierro.

Algunas propiedades del hierro:

El hierro es un mineral de mucha importancia para el organismo humano ya que participa en la producción de hemoglobina, componente principal de los glóbulos rojos; también contribuye a la formación de las proteínas musculares y a la metabolización de ciertas enzimas del cuerpo.

Algunas propiedades del calcio:

Ayuda a formar y proteger dientes y huesos. Los niveles apropiados de calcio durante toda una vida pueden ayudar a prevenir la osteoporosis, que a veces se denomina "huesos delgados". La mayoría de las personas obtienen el calcio suficiente en su alimentación diaria.

Algunas propiedades del vino tinto:

Protege la piel, previene enfermedades cardíacas, ayuda a prevenir el colesterol, aumenta los niveles de Omega 3, previene la artrosis, reduce el riesgo de padecer cáncer, ralentiza el envejecimiento, ayuda a perder peso.

Algunas propiedades de la miel:

Repara las heridas, quemaduras y úlceras, regula el azúcar en la sangre, previene el acné y la dermatitis, evita las alergias.

Reduce el estrés metabólico, promueve la recuperación del sueño, tratamiento para el estreñimiento, mejora la función cerebral.

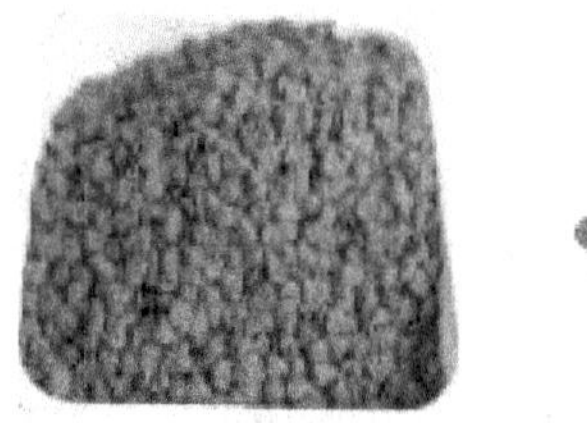

Bija o achiote

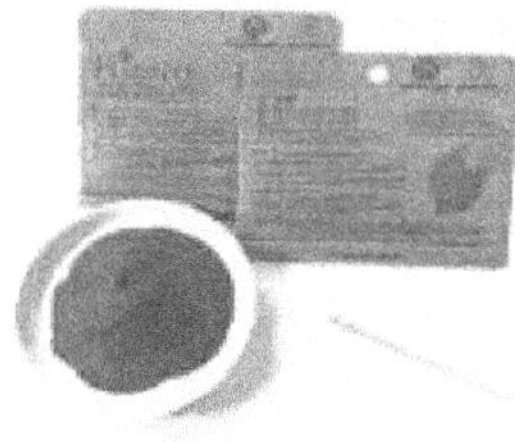

Hierro en polvo

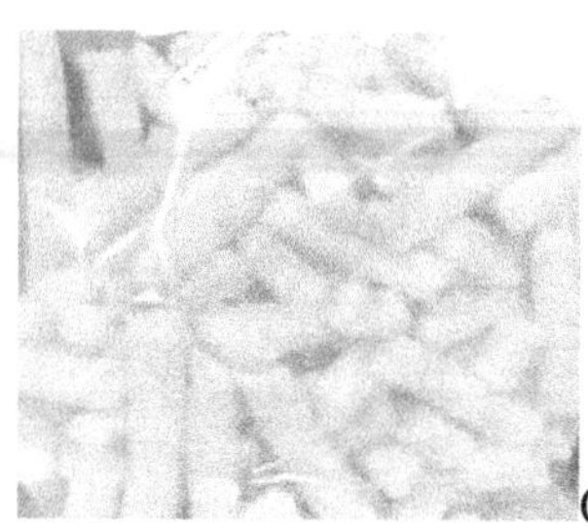

Calcio granulado

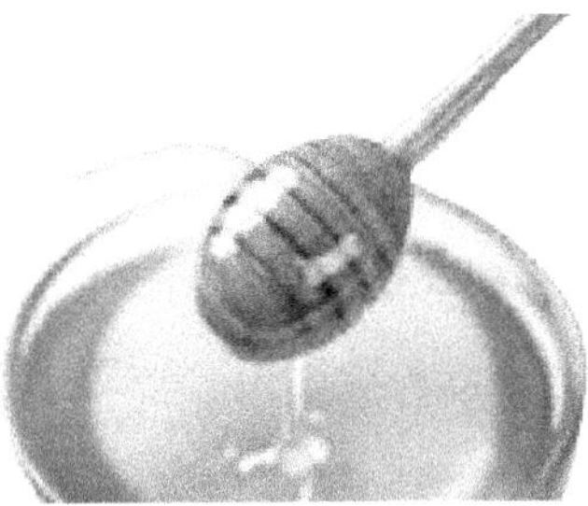

Miel

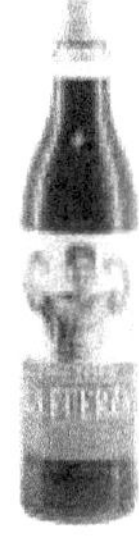

Vino tinto,
puede ser de cualquier marca

Remedios caseros 2 para la anemia

Ingredientes:

Semillas de cilantro, 3 a 4 cucharadas

Café en polvo, 3 a 4 cucharadas

Chocolate en tabletas 2

Agua

Si estás en Santo Domingo puede ser de cualquier marca, en México sería el chocolate Abuelita, o el de tu preferencia.

Nota: no es chocolate que comemos normalmente, es el que se usa para hacerlo con leche, el que se hierve.

Modo de preparación:

Hierves el café lo más puro que puedas, hierves el chocolate en agua sin leche, cuando tengas ambos líquidos tomas un recipiente pones las semillas de cilantro y las hierves dentro por cinco minutos. Las cantidades las decides tú según las necesites, yo lo tomé por sólo tres días tres veces al día lo que fue seis sorbos antes de cada comida. Calculo que media taza aproximadamente; pero en tu caso va a depender de cómo te sientas en cuanto a la anemia. Al segundo día de tomarlo debes comenzar a sentirte diferente y con más fuerzas y energías. Sino sientes el cambio no lo dejes, continúa por más días y estoy segura que te ayudará. Si necesitas tomarlo por más tiempo duplicas las cantidades de ingredientes.

Algunas propiedades de las semillas de Cilantro:

Fortalece nuestro sistema inmunológico, mitiga la insuficiencia hepática y en algunos lugares la utilizan para tratar la ansiedad y el insomnio. Alivia los cólicos, son especialmente buenas para el flujo menstrual, neutraliza el mal aliento, ayuda a prevenir la diabetes, es antiinflamatorio y alivia los síntomas de la artritis, contiene vitaminas como la A y C.

Algunas propiedades del Café:

Retarda el envejecimiento, es un aliado para bajar peso, potenciador para nuestro cerebro, trata las infecciones de las encías, protege contra las quemaduras solares graves, combate el cansancio, aumenta nuestras endorfinas, tiene alto grado de antioxidante.

Algunas propiedades del Chocolate:

El chocolate contiene fosforo, magnesio, hierro, potasio, calcio, zinc, cobre, manganeso, vitaminas A, B1, B2, B3, C, E, tiamina y cafeína, teobromina y taninos, antioxidantes naturales, etc. Mejora la función cerebral. Esta receta es una alternativa natural para tu anemia, es algo temporal. No abusase del chocolate y menos del café, a muchas personas el café les afecta el sueño y la fertilidad, y el chocolate puede darte problemas de obesidad por su alto contenido en azúcares y grasa.

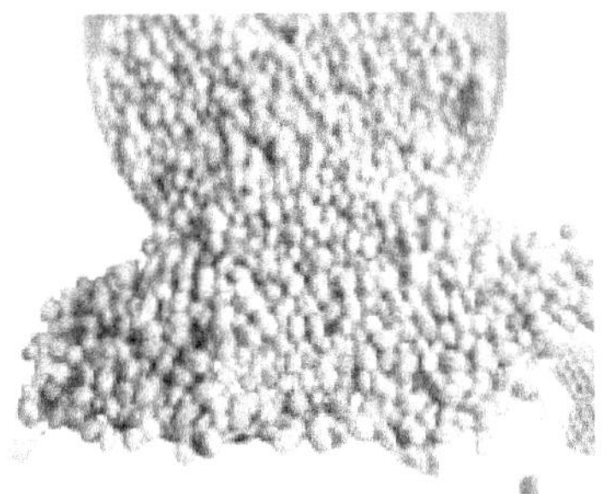

Semillas de cilantro

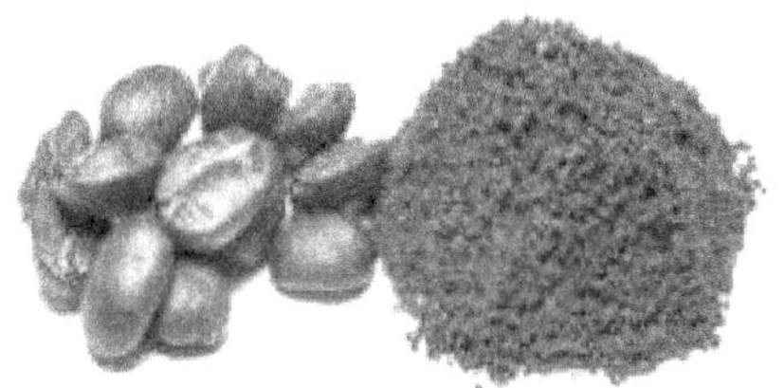

Cafè en polvo

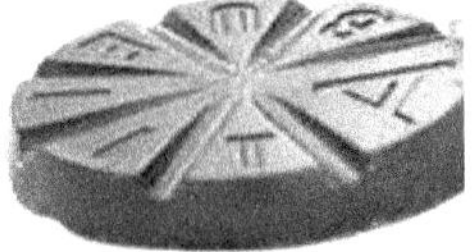

Chocolates

Potente infusión para expulsar miomas

A continuación, les dejaré la receta de la infusión que mi amiga y yo hicimos el cual me hizo expulsar el primer mioma que muestro en la foto casi al principio de este libro, todas las infusiones es preferible tomarlas sin azúcar y en dado caso las endulces que sea con miel natural.

Ingredientes:

Maguey de bestia

Juana la blanca

Periquito o Mirabilis jalapa (también llamada don Diego de noche)

Barba de maíz

Albahaca

Llantén

Anamú

Cardo Santo

Mala madre y Ruda

Modo de preparación:

En una olla o el recipiente que elijas; pero que sea grande poner agua, dejar que haga el primer hervor, echar todas las hojas lavadas y el nopal cortado en trozos, dejar que hierva de 15 a 20 minutos, el anamú sólo una ramita porque en grandes cantidades puede ser tóxico, las demás hojas calculas que llenes una olla con ellas. Tomar media taza en la mañana en ayunas y media taza en la noche antes de dormir, puedes durar 15 días tomándolo y parar, si te llega la regla lo tomas dos días seguidos si no eres de regla abundante o solo el primer día si eres abundante para que no te corra demasiado. Repetir por tres meses seguidos y parar. Descansar de dos a tres meses y volver a tomarlo de ser necesario.

Algunas propiedades del Maguey de bestia:

Es excelente para desinflamar cualquier órgano de nuestros cuerpos en especial el sistema reproductor, es un producto empleado con fines medicinales, ya que acelera el proceso de cicatrización, quita la tos, y hasta lo usan quienes padecen enfermedades venéreas como gonorrea o sífilis. Sirve para la diabetes, baja los niveles de colesterol, mejora la circulación, limpia los riñones y las vías urinarias.

Algunas propiedades de la planta Juana la blanca:

Estas hojas son consumidas en una infusión, debido a la ayuda que aportan al disolver, de manera muy efectiva, piedrillas y sedimentos atrapados en los órganos del cuerpo, como las causadas por el cálculo renal o el cálculo biliar. Una vez disueltos gracias a los ácidos del té Juana la blanca, los sedimentos son liberados del organismo, a través de la orina, en el caso de los miomas y quistes son eliminados a través de la menstruación, por lo que esta planta se considera eficaz en la limpieza de los órganos, ayudando a combatir estas enfermedades. Las raíces se suelen emplear para tratar los problemas de presión arterial alta.

Algunas propiedades del Periquito o Mirabilis jalapa: Se utiliza como diurético, purgante, y como vulneraria (curación de heridas).

La raíz se cree un afrodisíaco, así como diurético y purgante. Se utiliza en el tratamiento de la hidropesía. Las hojas se utilizan para reducir la inflamación.

Algunas propiedades de la Barba de maíz:

Ayudan a limpiar las vías urinarias, combatir las afecciones de los riñones y vejiga, e incluso sirven para ayudar a calmar los dolores renales y prevenir la formación de piedras en los riñones.

Muy utilizada popularmente para tratar problemas del sistema renal y urinario, como cistitis, nefritis, prostatitis y uretritis, debido a sus propiedades diuréticas y antiinflamatorias. El pelo de elote es un producto natural con efecto diurético, esto significa que ayuda aumentar la frecuencia urinaria y como consecuencia ayuda en la reducción de la presión arterial. Algunos estudios demuestran que la planta medicinal también puede disminuir los niveles de azúcar en sangre y pueden ayudar a restaurar el equilibrio de la flora intestinal, mejorando la regulación del intestino. Contiene antioxidantes, contribuye a regular los niveles de glucosa en sangre.

El pelo de elote posee sustancias como proteínas, vitaminas, carbohidratos, calcio, potasio, magnesio, sodio y compuestos como flavonoides, que son importantes para retardar el envejecimiento, además esta planta posee propiedades hipoglucemiantes, depurativas y en contra de la fatiga.

Algunas propiedades de la albahaca:

Te ayuda a reducir los gases y a prevenir flatulencia, se le atribuyen propiedades digestivas, aperitivas, carminativas, antiinflamatorias, diuréticas, analgésicas, sedantes, antisépticas, antibacterianas, y cicatrizantes. La albahaca favorece la digestión de los alimentos y ayuda a atenuar los espasmos gástricos. La infusión de sus hojas frescas es útil en caso de dolor de estómago, gastritis, indigestión, gases y otras alteraciones del sistema digestivo. Y estimula el apetito y la producción de leche materna. Te ayuda a dormir mejor y a normalizar tu ciclo menstrual.

Algunas propiedades de la Suelda consuelda:

Esta planta es también llamada lengua de vaca, contiene alantoìna que es considerada muy buena para la piel, ya que promueve la eliminación de las células muertas, posee propiedades antiinflamatorias y altiulcèricas. Principales componentes: Mucílago, esteroides saponinos (raíz), alantoína, vitamina B12, tantino, alcaloides de pirrolicidina y ácido rosmarínico. Es regeneradora celular, astringente, demulcente, antiinflamatorio y cicatrizante.

Algunas propiedades del Llantén:

El Llantén, Plantago major o Plantago lanceolata, es una planta medicinal perenne muy fácil de encontrar en Europa y América.

Tiene acción antiséptica, expectorante, antibiótica, cicatrizante, antiinflamatoria, calmante, depurativa, saciante, antihemorrágica, emoliente y astringente. Se caracteriza por ser rica en flavonoides, alcaloides, terpenoides, iridoides, mucílagos y otros compuestos, que le aportan propiedades antibacterianas, antivirales y antiinflamatorias principalmente.

Por este motivo, es muy utilizada en la preparación de remedios caseros para tratar la gripe, resfriado común e inflamaciones en la garganta, útero e intestino. Un excelente remedio para ayudar en el tratamiento de la inflamación del útero, ya sea a nivel del cuello uterino llamado cervicitis o del endometrio llamado endometriosis es el té de las hojas de llantén, debido a sus propiedades antiinflamatorias.

Algunas propiedades de la Alquitira (Nopal):

Su nombre científico es cactus de higo chumbo. Contiene vitaminas como la A, Complejo B y C, Calcio, Magnesio, Sodio, Potasio, Hierro. Es promocionado por sus propiedades antivirales y antiinflamatorias. Es muy rico en fibras como las Lignina, Celulosa, Hemicelulosa, Pectina y Mucílagos.

Gracias a que cuenta con todas estas propiedades, el nopal es capaz de curar y prevenir algunas enfermedades, además de ayudar a algunos órganos del cuerpo humano. Te mostramos algunos ejemplos:

Mejora la digestión

Con el nopal puedes conseguir una sensación de saciedad al comer, ya que cuenta con una alta cantidad de fibra soluble, gracias a esto reduce la absorción de grasa a nivel intestinal y así lograr una mejor digestión.

Según especialistas, el nopal es muy útil para prevenir la diabetes, ya que logra estabilizar y regular el nivel de azúcar en la sangre.

Por este mismo motivo, además de prevenir, puede controlar la diabetes y la hiperglucemia. Puedes consumir el nopal en un licuado combinando: 1 nopal grande, 3 ramitas de perejil, 1 rodaja de piña, media taza de jugo de naranja y dos cubos de hielo. No olvides pelar el nopal para eliminar las espinas.

Previene el cáncer

El nopal ha sido material para experimentar y conseguir la cura del cáncer, muchos tratamientos naturistas recomiendan el extracto acuoso de este fruto para complementar una alimentación saludable y natural en contra de tumores malignos.

Si bien, no es capaz de curar el cáncer por sí mismo, si es un agente útil para prevenirlo. El proceso digestivo se ve beneficiado, al igual que todos los órganos implicados. Las propiedades de este fruto limpian de manera natural la flora intestinal, así como el colón de quien la consume. Es por esto que se considera al nopal como un alimento potencialmente preventivo contra tumores malignos.

El corazón también se ve beneficiado con el consumo de nopal. Ya que su fibra actúa para absorber y excretar colesterol del cuerpo.

El nopal cuenta con niacina, aminoácidos y fibra, los cuales son agentes que convierten el azúcar en grasa mientras que reducen los niveles de triglicéridos y colesterol malo.

De igual manera, la niacina convierte el colesterol dañino en energía para el cuerpo, o sea, colesterol bueno. Además, la fibra y los aminoácidos actúan como antioxidantes en el cuerpo y, en conjunto con las vitaminas presentes, previenen la formación de paredes en las venas y la formación de placas grasosas en las arterias.

Estos son solo algunos de los beneficios del nopal, agregar este delicioso fruto a nuestro día a día podría aportar a nuestro cuerpo muchos beneficios. Así podrás mantener una mejor salud y sentir bienestar constante.

Algunas propiedades del anamú:

El anamú ha sido empleado para disminuir la inflamación y el dolor, fortalecer el sistema inmune y combatir algunas enfermedades crónicas. Gracias a su azufre, el anamú tiene propiedades antibacterianas y antifúngicas.

Algunas propiedades del cardo santo:

Se ha comprobado su poder de cicatrización, antiinflamatorio, antifungicida, antibacterial y diurético. Es una planta que combate de manera milagrosa las infecciones vaginales, posee sustancias que facilitan la expulsión de la bilis retenida en la vesícula biliar. Aumenta la sudoración para ayudar en la reducción de la fiebre; así como astringente, entre otras propiedades.

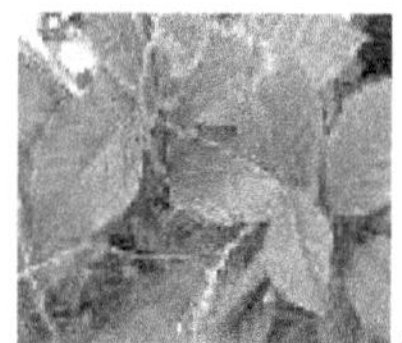 Anamú

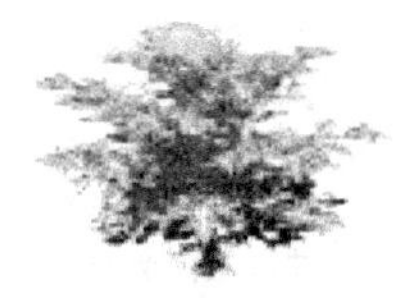 Cardo Santo

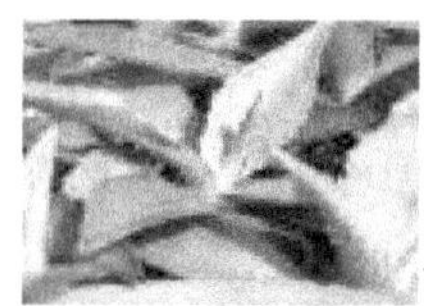 Maguey de bestia

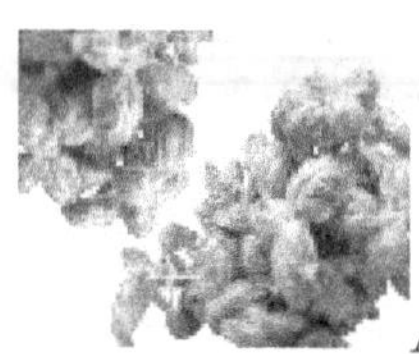 Albahaca

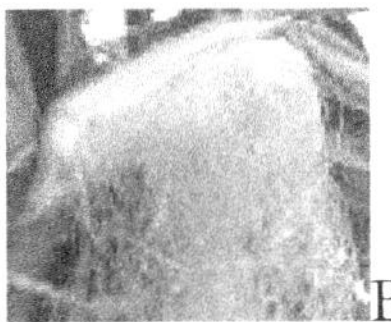

Barba de maíz

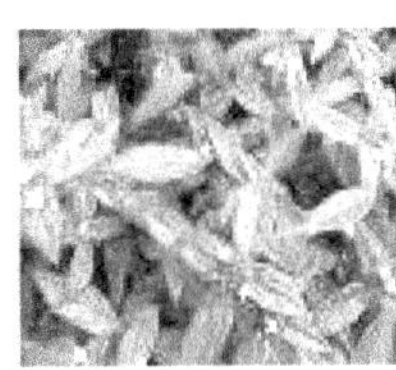

Juana la blanca

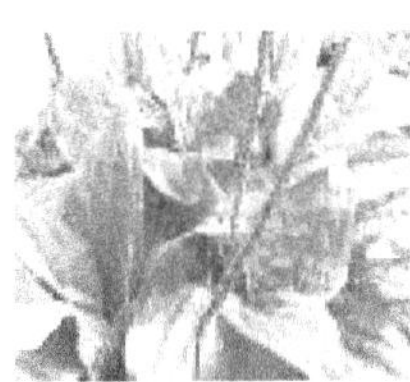

Llantén

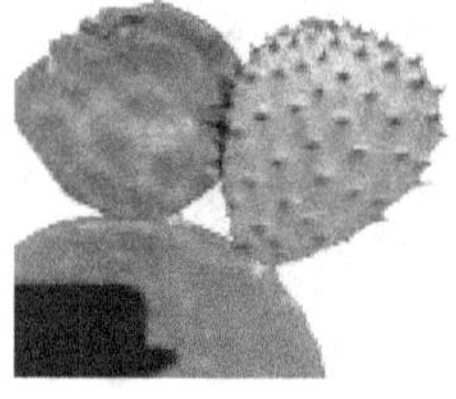

Alquitira o Nopal

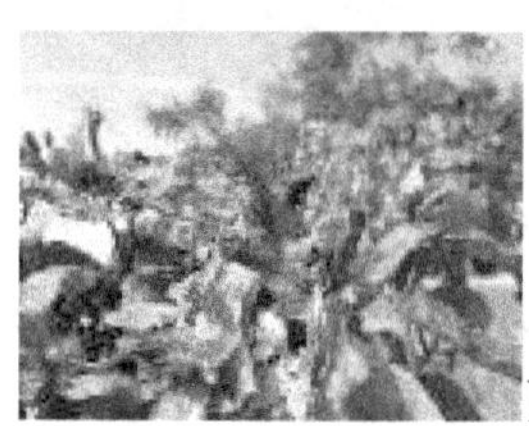

Periquito

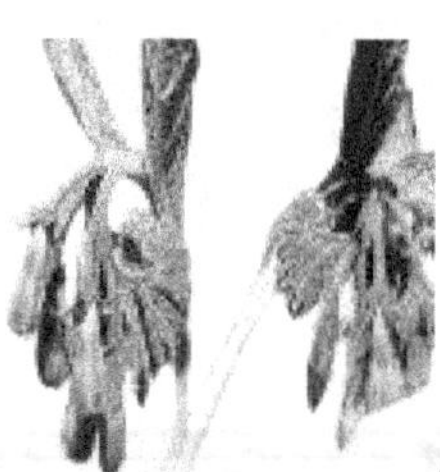

Suelda Consuelda

Licuado para expulsar miomas

Cuando la prolactolina, las cápsulas que me recetaron para que me controlara la prolactina me quitó la regla por varios días, y luego vi que me quería bajar porque tenía manchas, este fue el remedio casero que tomé. También lo usé cuando estuve manchando el primer mes que consumí la progesterona.

Ingredientes:

Melaza

Alquitira (Nopales 2)

Modo de preparación:

Sostén los Nopales con guantes ya que tienen unas espinas muy pequeñas que son muy difíciles de sacar de los dedos, con un cuchillo saca los puntos que tienen, lo lavas muy bien, lo picas en trozos pequeños y los licuas en suficiente agua.

Puedes reservar el licuado en un recipiente en tu refrigerador, tomas una taza, la pones a la mitad y le echas de 2 a 3 cucharadas de melaza, lo mueves muy bien y lo tomas desde el día 14 de haber llegado tu menstruación hasta que te baje otra vez, lo tomas dos veces al día, puede ser media taza con el desayuno y media taza con la cena. El primer día de la regla lo tomarás de la misma manera y si tu regla no es muy abundante el segundo día también y lo suspende. Así repites este tratamiento natural por 3 meses, descansa dos meses y luego lo vuelves a repetir.

La cantidad puede ser según desees, para que puedas guardar, por ejemplo, una botella de melaza y tres o cuatro nopales, la melaza la puedes guardar en tu despensa a temperatura ambiente ya que no se suele dañar con facilidad, Si te queda nopal licuado lo puedes mantener en el congelador y cuando lo vuelvas a tomar lo descongela por completo.

Como ya leyeron con este sencillo licuado expulsé un mioma de 5x3cms, la doctora le mandó a hacer una biopsia y me diagnosticaron que eran miomas uterinos. Ahí fue que ya no tuve ninguna duda.

Antes de expulsarlo sentía que algo estaba atascado en mi útero, como que había algo que no dejaba salir libremente la menstruación, sentía mucho dolor y tomé cápsulas para el dolor como nunca en mi vida. Antes de bajarme la regla o sea en la ovulación tuve que tomar calmantes, cuando ya se acercaba mi fecha de que me bajara me dolía todavía más, una noche cuando vi que tenía dos días manchando me tomé media taza de este licuado. debes moverlo muy bien hasta que la melaza se haya disuelto en el líquido. Al amanecer cuando me paré de la cama observé que me había bajado, para ayudar a lo que sea que había dentro de mí hice un desayuno ligero y me tomé media taza más del remedio, apenas unos segundos después sentí como algo se iba desprendiendo de mí poco a poco. Como el dolor era muy fuerte me tomé otro calmante y me pasó como cuando me tomé la infusión, expulsé todo lo que tenía en el estómago, me dio frío y calor, algo terrible e insoportable. Cuando por fin salió se me fue el dolor casi en su totalidad; pero quedé exhausta de tanto aguantar algo tan fuerte por más de una hora.

Al contarles esto y mirar hacia atrás me pregunto si volvería a tomarlo otra vez y a pasar por un dolor tan terrible, la respuesta es SÌ, porque por haber tomado este licuado me libré de otra cirugía. Y el dolor a pesar de todo fue pasajero. Casi todas las recetas de este libro están en mi canal de YouTube. Al principio del libro está el enlace, así puedes ver como se hace exactamente.

Algunas propiedades de la Melaza:

La melaza de caña o miel de caña es rica en minerales y proteínas, su olor es agradable y también es rica en niacina y ácido pantoténico. Es una opción de edulcorante, ya que proporciona nutrientes como hidratos de carbono para la producción de energía, vitamina B6 y minerales como el magnesio, calcio, cobre, hierro y potasio.

 En cuanto más oscura es la melaza de caña, más nutrientes tiene. La combinación entre el calcio y el magnesio que contiene la melaza es ideal para ayudar al crecimiento y desarrollo, tanto de los huesos como de los dientes, lo que es bueno para prevenir la osteoporosis.

Asimismo, es recomendable para personas diagnosticadas con anemia, por su alto contenido de hierro, y es ideal para los que buscan bajar de peso porque contiene pocas calorías y no tiene grasa. Se presentan en un formato de líquido espeso, color negruzco y sabor ligeramente amargo. Es muy buena para aliviar el dolor menstrual, excelente para desbaratar miomas y quistes junto a la remolacha o betabel, un remedio muy efectivo que también les dejaré. Es especialmente beneficiosa para mujeres con niveles bajos de hierro por menstruación, embarazo y lactancia. Las imágenes del Nopal y sus propiedades las encontrarán en las páginas más arriba.

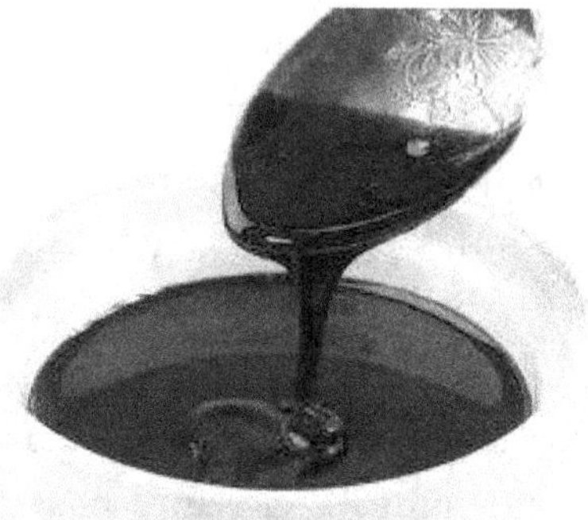

Melaza

Un licuado más para expulsar miomas

Ingredientes:

Remolacha o betabel

Melaza

Un rallador o guayo

Un colador

Modo de preparación:

Tomas una remolacha grande, y la rallas en un guayo o rallador, pasas el líquido por un colador, exprimes bien y le pones dos cucharadas de melaza. Lo puedes tomar por tres meses dos veces al día desde el día 1ro de tu menstruación cuenta 14 días, tomas una taza o media según decidas, y las cucharadas de melaza pueden ser de 2 a 5 cucharadas según lo que quieras tomar, comienzas el mismo día 14 hasta que baje tu regla, si eres de regla abundante hasta el día 1ro y si no lo eres hasta el día 2 y lo suspende. Lo puedes repetir por seis meses y descansarlo por dos o tres.

El uso del rallador y el colador es para no usar agua, así la remolacha hará mejor su función al estar pura será más efectiva para arrancarte los miomas, quistes o cualquier problema en tus trompas. Las propiedades e imágenes de la melaza están un poco más arriba.

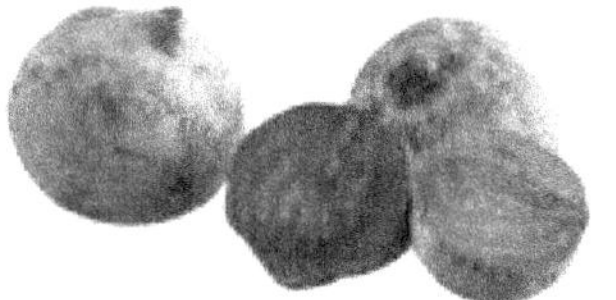

Remolachas o Betabel

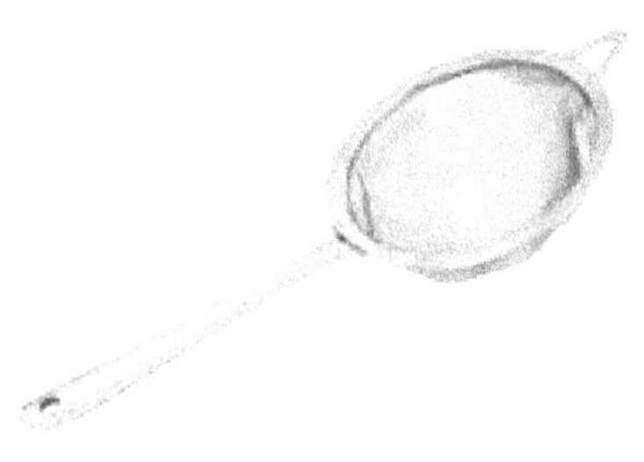

Colador

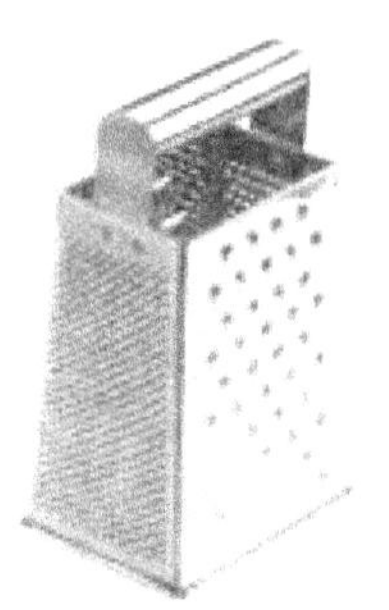

Guayo o Rallador

Elimina miomas y regula tu ciclo

A continuación, te pondré una receta que ha sido una maravilla para mi ciclo menstrual, estaba esperando con ansias el momento de escribir esta receta porque tanto la que me la dio como las demás que las han tomado han visto su efectividad en su menstruación, en su ovulación, con las trompas como por ejemplo la inflamación, hidrosalpinx o lo que sea que tengas en ellas, te va a ayudar a eliminar las inflamaciones de todos tus órganos en sentido general, ayuda a los hombres con los espermas y hasta en su manera de evacuar, con esta receta se desaparece por completo el estreñimiento si la haces bien y te la tomas como se debe. Puedes ver como se prepara en mi canal de YouTube.

https://acortar.link/Jm3AQv

La amiga que me dio este remedio 100% natural vive en Italia, me contó que en una ocasión a ella le hicieron una operación por el ombligo, le quemaron unos miomas, ella había tomado de todo para expulsar residuos de esos miomas y aunque había visto resultados nunca fueron como con esta receta.

Una señora muy mayor se la dio, ¡imagínense una de las recetas de las abuelitas! Ella se la tomó por alrededor de casi 15 días y ahí bajó su regla.

Un día me llamó a mi teléfono y me dijo que era mucho más efectiva de lo que había imaginado. El primer mes fue impresionante como se limpió, el segundo mes espectacular y al tercer mes se quedó literalmente con la boca abierta cuando vio salir no solamente residuos de miomas como secos, sino también hasta unos pequeños hilos de la cirugía cuando la suturaron por dentro. Aun después de parar de tomarlo continuó expulsando porque el tratamiento sigue trabajando.

Ingredientes:

Cúrcuma

Jengibre

Zábila (Aloe vera)

Ajo

Vinagre de manzana

Un par de guantes

En este tratamiento natural no vamos a utilizar ni una sola gota de agua para que sea mucho más efectivo. Estas son las cantidades:

½ Libra de Jengibre y ½ libra de cúrcuma. Media libra es equivalente a 227 gramos.

Una penca de zábila si es grande y dos si son pequeñas, 2 cabezas de ajo grande, y 250 ml de vinagre de manzana.

Los guantes son para poder pelar y picar la cúrcuma porque mancha; pero esa mancha es temporal, si deseas lo puedes hacer sin guantes.

Modo de preparación:

En la licuadora poner el cristal de zábila y el vinagre de manzana a licuar, con este líquido licuarás todo lo demás. El ajo tenerlo pelado, la cúrcuma pelada, picada y cortadas en trozos pequeños, y de igual manera el jengibre.

Debes licuar muy bien los ingredientes porque no se cuela. Lo debes tomar en la mañana después del desayuno y en la noche después de la cena, dos cucharadas pequeñas o una grande en cada ocasión, a esas cucharadas les pondrás un poco de agua y lo mueves muy bien antes de tomarlo.

Para un tratamiento más eficaz lo puedes tomar por tres meses dos veces al día en la mañana y en la noche desde el día 1ro de tu menstruación cuenta 14 días, comienzas el mismo día 14 hasta que baje tu regla, si eres de regla abundante hasta el día 1ro y si no lo eres hasta el día 2 y lo suspende.

Algunas propiedades de la Cúrcuma:

Antiinflamatoria, la presencia de la Curcumina actúa como un potente antiinflamatorio según estudios realizados en la Universidad de Arizona, incluso para la inflamación de hemorroides.

Cuidado De La Piel, la Cúrcuma funciona muy bien para la piel en distintas formas:

Inhibe el crecimiento de las bacterias que ocasionan granos y reduce la secreción de las glándulas sebáceas.

El uso constante de la cúrcuma ayuda a las cicatrices del acné, la cual deja la piel impecable y resplandeciente. Sus propiedades antisépticas y antiinflamatorias aceleran la cura de una herida y calman la irritación de la piel.

Los antioxidantes presentes en la curcumina luchan contra los signos de la vejez como las arrugas y la pigmentación deteniendo el impacto de los radicales libres. Antioxidante, los antioxidantes presentes en este superalimento benefician tanto a la salud como a la cosmética con sus propiedades. Un estudio realizado en la Universidad de Edimburgo resalta la potente anti oxidación de la curcumina. Pérdida de peso, muchas personas han adjudicado a la cúrcuma gracias a sus propiedades que ayudan a adelgazar. Ayuda notablemente a la aceleración del metabolismo, permitiendo a nuestro cuerpo quemar una buena cantidad de calorías, lo cual se traduce a pérdida de peso. También ayuda a reducir la masa de la grasa y a desintoxicar el hígado, aspectos esenciales de un régimen para adelgazar. También ayuda notablemente a suprimir la inflamación de los músculos, lo cual le permite al organismo focalizarse en la metabolización de las grasas.

Algunas de las propiedades del Jengibre:

Ayuda a tratar las náuseas, protege contra úlceras estomacales, puede inhibir el crecimiento del cáncer, alivia dolores articulares y musculares, mejora la función cerebral, alivia la inflamación, combate las infecciones por hongos, alivia los dolores menstruales.

Algunas propiedades del Aloe Vera:

Es antiséptico y antibacteriano, lo que permite que sea útil en quemaduras y otras afecciones de la piel. Sus propiedades antiinflamatorias y analgésicas permiten aliviar el dolor y la inflamación. Es un calmante para la epidermis. No solo tiene propiedades para cuidar la piel y el cabello, sino que también, cuida la salud en general. Facilita la digestión y alivia los problemas gastrointestinales (estreñimiento, gastritis, reflujo...), por ser antiinflamatorio ayuda con las molestias musculares, es antioxidante, beneficioso para la salud respiratoria, y gracias a la cantidad de vitaminas y minerales que posee (vitamina A, B1, C, E, ácido fólico, calcio, hierro, potasio, magnesio).

Algunas propiedades del Ajo:

Es el mejor antiséptico, antibiótico y antimicótico natural que existe. Por ello es un excelente aliado contra las infecciones. Es un excelente depurativo, ayuda a eliminar toxinas del organismo y contribuye a la formación y regeneración de la flora intestinal.

Mejora la circulación de la sangre debido a su poder anticoagulante. Baja la fiebre. Reduce el nivel de grasas en la sangre, disminuye los niveles del colesterol "malo" (colesterol LDL) y protege el corazón y las arterias.

Refuerza las defensas del organismo.

Normaliza los niveles elevados de tensión arterial, por lo que debe estar presente en la dieta de hipertensos. Contra la aterosclerosis o la hipertensión se recomienda aumentar la dosis a tres dientes diarios. Una buena alternativa para evitar el olor a ajo, es recurrir a las cápsulas o extractos en los que se presenta comercializado. Es muy útil en el tratamiento de infecciones estomacales.

Es expectorante, por lo que resulta muy útil en afecciones respiratorias como asma, bronquitis aguda o crónica. Es antioxidante.

El ajo también resulta ideal para mantener nuestro organismo en perfectas condiciones y evitar la oxidación de las células. Esto se debe gracias a los numerosos antioxidantes presentes en el ajo y que ayudan a neutralizar los radicales libres y a mantener el cuerpo más joven y protegido. La alicina es uno de los antioxidantes más poderosos presentes en el ajo y con los que lograrás estos beneficios.

Algunas propiedades del Vinagre de manzana:

El vinagre de manzanas es una gran fuente de vitaminas A y B. Además, contiene los ácidos grasos más importantes. Es muy rico en muchos minerales, tales como fósforo, taninos, calcio, potasio, magnesio, azufre, sodio, cinc, hierro, flúor, silicio, boro, entre otros. El vinagre de manzanas ayuda a tener un mejor proceso digestivo, pues además de acelerar la digestión, es bueno para disminuir los gases y espasmos estomacales. Funciona también como antiácido. Es un buen desintoxicante del hígado y limpia el tracto urinario, evitando de esta manera infecciones tanto urinarias como de riñones. Regula el pH de la sangre y la limpia por completo, pues elimina toxinas y controla el colesterol.

También mejora significativamente la circulación. Ayuda a combatir padecimientos como artritis, piedras en los riñones y en el hígado. Sirve para combatir las dolencias musculares, y las inflamaciones.

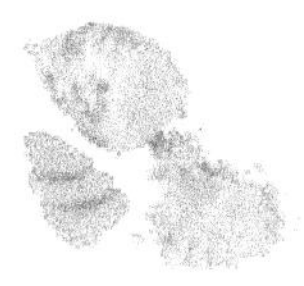

Cúrcuma

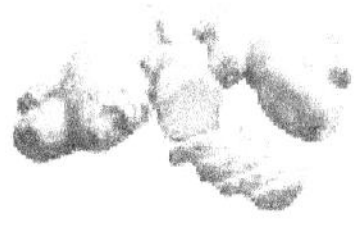

Jengibre

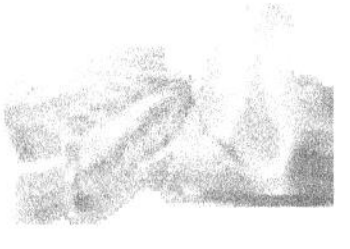

Zábila o Aloe Vera

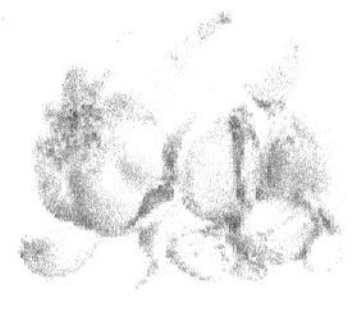

Ajo

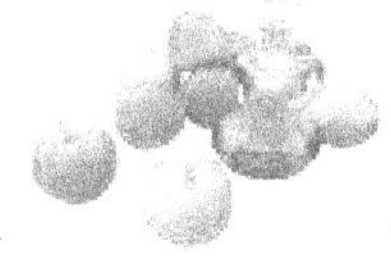

Vinagre de manzana

Licuado para expulsar miomas y para bajar la inflamación

Ingredientes:

Ràbano

Ajo

Remolacha

Zanahoria

Zàbila

Vinagre de manzana

En este tratamiento natural no vamos a utilizar ni una gota de agua para que sea mucho más efectivo. Estas son las cantidades:

½ Libra de Rábano, ½ libra de ajo, ½ libra de remolacha, ½ libra de zanahoria, una penca de zábila pequeña o dos grandes, y 250 ml de vinagre de manzana. Media libra es equivalente a 227 gramos.

Modo de preparación:

En la licuadora poner el cristal de zábila y el vinagre de manzana a licuar, con este líquido licuarás todo lo demás, no lo debes colar. El ajo tenerlo pelado, la zanahoria pelada y picada al igual que la remolacha, y cortadas en trozos pequeños, y de igual manera el rábano. Debes licuar muy bien los ingredientes porque no se cuela. Lo debes tomar en la mañana después del desayuno y en la noche después de la cena, dos cucharadas pequeñas o una grande en cada ocasión, a esas cucharadas les pondrás un poco de agua y lo mueves muy bien antes de tomarlo.

Para un tratamiento más eficaz lo puedes tomar por tres meses dos veces al día en la mañana y en la noche desde el día 1ro de tu menstruación cuenta 14 días, comienzas el mismo día 14 hasta que baje tu regla, si eres de regla abundante hasta el día 1ro y si no lo eres hasta el día 2 y lo suspende. Si lo tienes que repetir espera por lo menos tres meses y haces el mismo procedimiento. Recuerdas que puedes ver exactamente como se hace en mi canal de YouTube.

Algunas propiedades del Rábano:

Los rábanos están compuestos en gran porcentaje por agua. Esto quiere decir que, además de ser bajos en calorías, mantienen hidratado el cuerpo y ayudan a eliminar toxinas. Los rábanos favorecen no solo al sistema digestivo, sino también los riñones, la vesícula, el hígado y el sistema circulatorio en general.

Fortalece el sistema inmunológico: esta raíz es rica en vitamina C, un importante antioxidante y una súper vitamina. Se les considera así debido a los múltiples beneficios que puede brindarle a nuestro organismo su consumo. La vitamina C no solo está presente en los cítricos; en los rábanos también se puede encontrar este nutriente que es capaz de ayudar al sistema inmunológico a protegernos de resfriados comunes, virus, bacterias y otras enfermedades infecciosas. Previene el cáncer: como los rábanos ayudan al organismo a deshacerse de toxinas, limpian los riñones y los sistemas en general, se convierte en un excelente aliado para prevenir el cáncer.

Específicamente el cáncer de colon, intestinal, cáncer de estómago, de boca y cáncer renal. Incluso se han realizado estudios que demuestran que sustancias presentes en los rábanos son capaces de eliminar células cancerígenas por el impacto que tienen en la genética de ellas.

Algunas propiedades de la Zanahoria:

Ayuda a combatir el estreñimiento y el dolor de estómago por intoxicación. Gracias a su alto contenido en fibra aumenta la cantidad de materia fecal y previene el estreñimiento. Además, calma las molestias gástricas y el exceso de acidez debido a sales minerales como el sodio, cloro, potasio y vitaminas del complejo B. Por ello, es un alimento muy recomendable si se padece gastritis.

Por su elevado contenido en agua, es diurética y ayuda a la desintegración de los cálculos renales. Rica en potasio y fósforo, es un excelente vigorizante para mentes cansadas y restauradora de nervios. Es rica en varios nutrientes como Vitamina A y Carotenoides. Son una fuente de minerales como potasio, fósforo, magnesio, yodo y calcio. También contiene Vitamina B3 (niacina), Vitamina E y K y folatos.

Junto con las espinacas y los tomates, hortalizas que también contienen carotenoides, sirven para prevenir el cáncer de mama. Las demás propiedades de los ingredientes no los pondré porque ya están desglosados más arriba, estos son el ajo, la zábila, el vinagre de manzana y las remolachas. También las imágenes las puedes buscar en esas páginas a continuación, solo pondré las que no están repetidas.

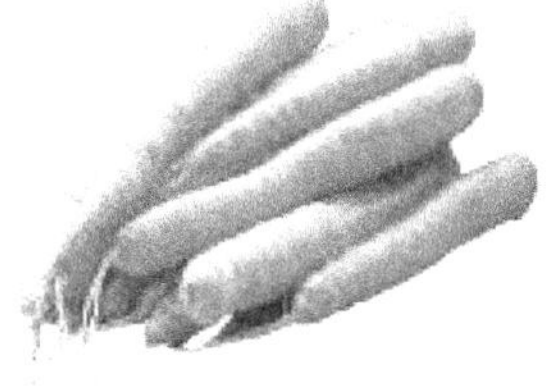

Zanahoria

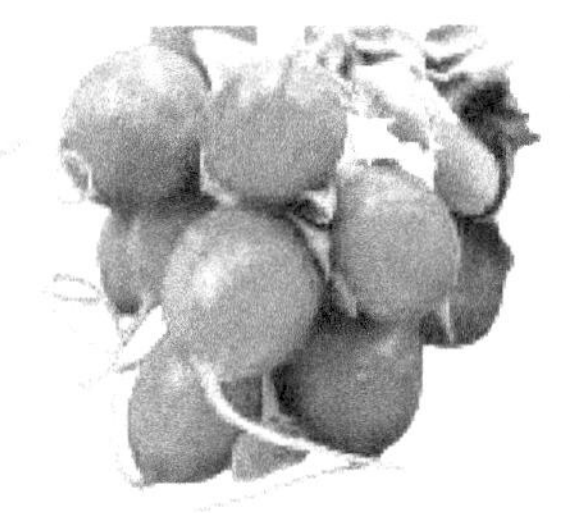

Rábano

Limpia tus órganos reproductores y evita los entuertos

Eliminas miomas y todo tipo de suciedad en tus órganos con este potente remedio, es muy bueno para las mujeres que han dado a luz y no desean que les dé dolores de entuerto.

¿Qué son entuertos?

Espasmos dolorosos del útero que se presentan en la mujer en los primeros días después del parto. También es muy efectivo para limpiar tus trompas, eliminar miomas y quistes.

Ingredientes:

Aceite de Ricino o de Castor

Extracto de malta Lowenbrau, también conocida como malta alemana.

Modo de preparación:

En tu licuadora vas a poner todo el contenido de la malta que suele traer 12 onzas, vas a incorporar todo el contenido de aceite de ricino, lo equivalente a 2 onzas. Luego licuar por un par de minutos.

Para un tratamiento más eficaz lo puedes tomar por tres meses dos veces al día en la mañana y en la noche desde el día 1ro de tu menstruación cuenta 14 días, comienzas el mismo día 14 hasta que baje tu regla, si eres de regla abundante hasta el día 1ro y si no lo eres hasta el día 2 y lo suspende, tomarás solo media tacita, equivalente a tres sorbos. Si lo tienes que repetir espera por lo menos tres meses y haces el mismo procedimiento.

Algunas propiedades del Extracto de malta Lowenbrau:

Por su efecto regenerador, Löwenbräu es consumida principalmente por atletas, personas de edad avanzada y todos aquellos que realizan trabajos pesados. La reconstitución de la fuerza es su mayor beneficio. Tiene efectos muy positivos sobre la salud, dado que contiene antioxidantes e incluso substancias anti-inflamatorias.

Así se puede notar una mejora tanto a nivel de tensión, como de circulación sanguínea. También hay estudios que afirman que puede ayudar a regular el colesterol. Si no encuentras la de la imagen puedes comprar otra en Amazon, como la Goya ya que es hecha de los mismos ingredientes, cebada y lúpulo. Te dejare esa imagen también.

Algunas propiedades del aceite de Ricino:

El aceite de ricino contiene ricinoleico, omega 9, vitamina E y minerales. De este modo, entre sus propiedades se pueden enumerar la acción analgésica, regeneradora, antimicrobiana, laxante, hidratante y antiinflamatoria. Muchas personas lo suelen tomar para el estreñimiento, yo lo usè 3 veces y me fue espectacular. No excedas en las cantidades ya que ingerirlo puede ser tóxico, también se suele usar en el pelo, las uñas y la piel.

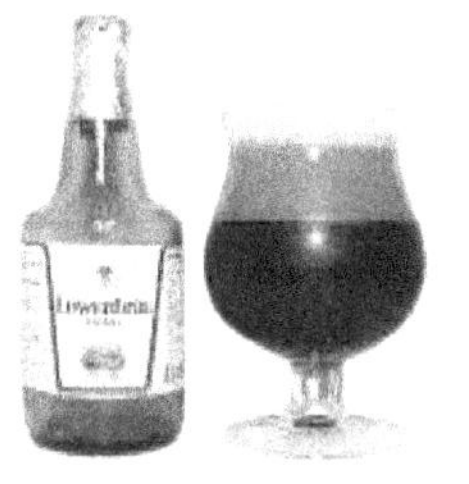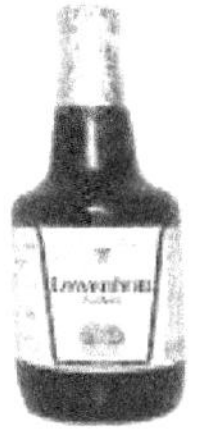

Extracto de

malta Lowenbrau

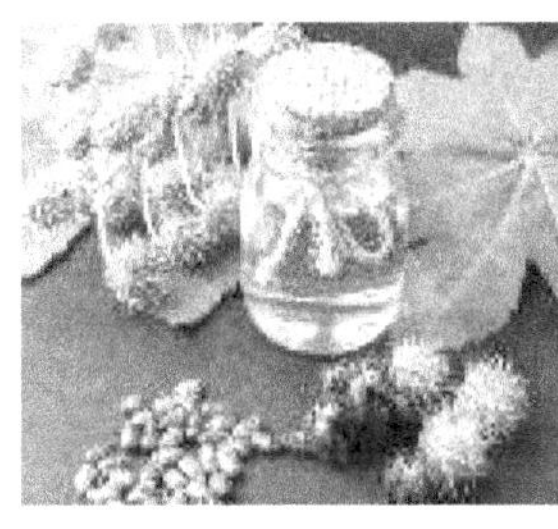

Aceite de Ricino

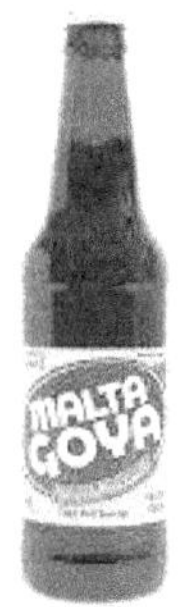

Extracto de malta
Goya

Desinflama tu matriz y tus ovarios y hace que tu regla sea menos escasa

Muchas veces la regla baja muy escasa por tener la matriz y los ovarios inflamados, así que les dejaré un remedio muy eficaz para desinflamar y limpiar todos tus órganos, sentirás mucho alivio después de este tratamiento, y tu periodo cambiará por completo. Además, vas a ovular excelente.

Ingredientes:

Canela en polvo

Cùrcuma en polvo

Nuez moscada en polvo

Jengibre en polvo

Pimienta negra en polvo

Agua tibia

Modo de preparación:

Vas a tomar una taza de agua tibia y en ella echarás una cucharadita de todos los ingredientes en polvo, vas a poner media cucharadita nada más, lo mueves muy bien y lo tomas dos veces al día, en la mañana con el desayuno y en la noche con la cena. Lo puedes tomar por tres meses desde el día 1ro de tu menstruación cuenta 14 días, comienzas el mismo día 14 hasta que baje tu regla, si eres de regla abundante hasta el día 1ro y si no lo eres hasta el día 2 y lo suspende. Si lo tienes que repetir espera por lo menos tres meses y haces el mismo procedimiento. A continuación, pondré las imágenes y las propiedades de los ingredientes que no están repetidos en páginas anteriores.

Algunas propiedades de la canela:

Acelera el metabolismo por eso ayuda a perder peso, es anticoagulante. Reduce los niveles de glucosa en sangre, ayuda a tener buenas digestiones, regula el ritmo intestinal, es un poderoso anti-edad, puede emplearse como relajante muscular, fortalece tus huesos.

Calma los dolores de la menstruación y ayuda a controlarla, es muy conocida por sus propiedades medicinales, caracterizándose por ser antiinflamatoria, antioxidante, antimicrobiana, antifúngica y anticancerígena. Gracias a estas propiedades, el consumo regular de esta especia puede ayudar a proteger al organismo de las enfermedades cardiovasculares y a controlar la diabetes tipo 2.

Algunas propiedades de la pimienta negra:

Es un condimento rico en magnesio (100 gramos contienen 190 mg. de magnesio), tiene una alta cantidad de potasio: 1260 mg por cada 100 g. Es uno de los alimentos con más fibra, contiene minerales esenciales como el calcio (430 mg) y el hierro (11,20 mg por cada 100 g.), sodio, fósforo y zinc. Proteínas. Vitaminas A, B1, B2, B3, B5, B6, B7, B9, B12, vitaminas C y D. Trata problemas respiratorios, ayuda a la digestión, ideal para adelgazar, mantiene el buen estado de la piel, antibacteriano, tiene propiedades antioxidantes, anticancerígeno, promueve la salud arterial.

Algunas propiedades de la Nuez moscada:

Es antiinflamatoria, ayudar a aliviar la congestión y otros síntomas de resfrío, también ayuda a que el sistema respiratorio funcione mejor, mejora la calidad del sueño. Nos aporta vitaminas A, B y C, folatos, riboflavina, niacina y minerales como el magnesio, el fósforo, el calcio, el hierro y el potasio. Además, proporciona sabor y alegría a nuestros platos, es un anticoagulante natural. Mejora en gran manera el equilibrio hormonal

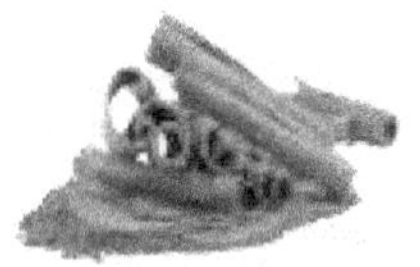

Canela

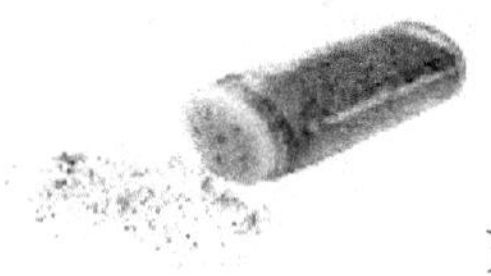

Pimienta

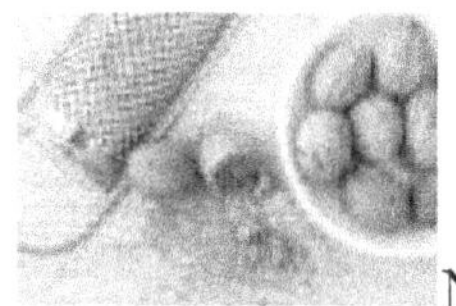

Nuez moscada

Botella muy efectiva para eliminar gases en la matriz, infecciones en las trompas, infecciones vaginales, miomas y quistes

A veces sentimos dolor y punzadas en la parte baja del vientre, puede ser del lado derecho, del lado izquierdo o en ambos lados, si lo has sentido puede ser miomas que se están desbaratando o las trompas limpiándose de impurezas, es muy importante que continué con este remedio natural hasta que no sientas molestias y más si deseas tener un bebé porque mientras haya dolor es muy difícil concebir.

Ingredientes:

Canelilla, Anís estrellado 3 cucharadas de ambos

Anís dulce 3 cucharadas

Melaza

Remolacha o Betabel

Zanahoria y miel

Modo de preparación:

Es bueno que prepares una botella grande de este remedio porque así guardas en tu refrigerador ya que lo tendrás que tomar por unos veinte días aproximadamente. Si no tienes botella busca un recipiente grande con su tapa, puede ser plástico. Las cantidades son una libra de remolacha que es equivalente a 454 gramos, cuatro zanahorias medianas, una taza de miel natural, dos tazas de melaza, dos cucharadas de canelilla, tres cucharadas de anís dulce, tres cucharadas de anís estrellado. Lo primero que harás es hervir la canelilla, el anís estrellado y el anís dulce de cinco a ocho minutos a fuego alto en tres tazas de agua, si deseas màs cantidad echa màs agua y màs ingredientes. Resérvalos hasta que esté a temperatura ambiente. En un guayo ralla juntas las remolachas y las zanahorias, no les ponga agua, sólo cuélalas. Si deseas ponte guantes tanto para rallarlas como para colarlas porque las remolachas te van a manchar las manos; pero es temporal. En tu recipiente o botella pondrás la infusión de anís con canelilla, el zumo que sacaste de las zanahorias, las remolachas, la miel y la melaza. Mezcla todo muy bien.

Cuando se te quite la regla cuenta cinco días, este remedio es muy fuerte por eso debes ingerirlo sin ella. Tomas en una tacita dos sorbos en la mañana, dos en la tarde y dos sorbos en la noche todos los días. Cuando te vuelva a llegar lo detienes porque te puede bajar demasiado.

Si se te acaba lo vuelves a preparar cuantas veces sea necesario hasta cumplir por lo menos veinte días tomándolo. Repítelo por tres meses lo detienes dos meses y lo vuelves a repetir si así lo decides.

Este remedio aparte de limpiarte de miomas, de problemas en las trompas, de quistes y de infecciones vaginales también te va a ayudar si tienes problemas de anemia.

 A continuación, te dejaré las imágenes y las propiedades de algunos ingredientes que no están repetidos en este libro, los demás que no veas ya sabes que están en otras páginas.

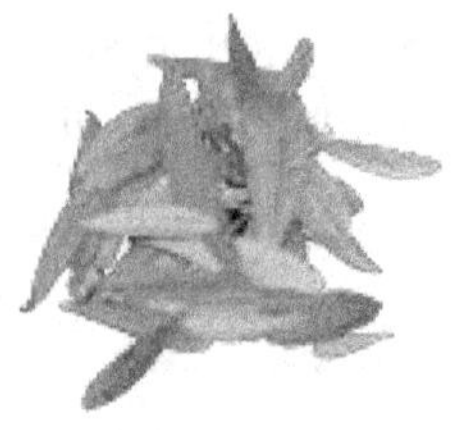

Canelilla

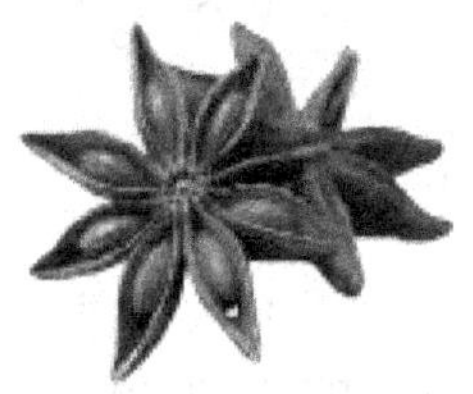

Anís estrellado

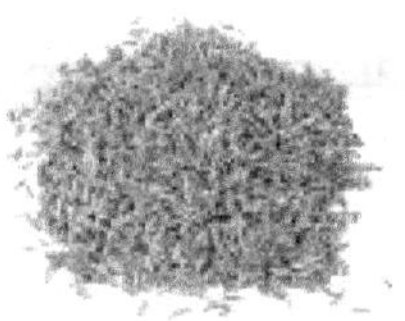

Anís dulce

Algunas propiedades de la canelilla:

Combate la dermatitis, fiebre, frigidez, dolores de cabeza, infecciones, las náuseas, la tensión nerviosa, cuidado de piel y heridas. Se utiliza como cicatrizante, tanto las hojas como el aceite esencial que se extrae de la planta mediante la destilación a vapor de la gravilla de la madera.

Algunas propiedades del anís estrellado:

Se usa para mejorar la digestión, y cuando hay dolor abdominal debido a espasmos. Tiene propiedades antibacterianas, antivirales, antisépticas, y expectorantes. Su uso es muy efectivo en las mujeres que amamantan, por ser rico en anetol, que posee propiedades estrogénicas que ayudan a aumentar la producción de leche. Además, se ha mostrado eficaz en combates a problemas menstruales.

Algunas propiedades de anís dulce:

Es una planta medicinal muy utilizada para combatir la acidez, indigestión, gases y el dolor de barriga, debido a que posee propiedades antiespasmódicas. En infusión mejora la salud abdominal. También es diurético, expectorante, analgésico, antimicrobiano y alivia molestias respiratorias, desde la tos hasta la gripe. Alivia la hinchazón abdominal, los cólicos menstruales, reduce el azúcar en la sangre y disminuye los calores durante la menopausia. Para que nuestras reglas estén normales es decir que llegue mes tras mes dentro de lo que es de 21 a 35 días, todos nuestros órganos deben estar lo mejor posible, por eso hablaremos un poco sobre las trompas de Falopio, como podemos evitar tener problemas con ellas y como limpiarlas de manera natural.

¿Qué son las trompas de Falopio?

Son un par de tubos por los que se desplazan los óvulos desde los ovarios hasta el útero. Cada mes, durante un proceso llamado ovulación, uno de los ovarios libera un óvulo que se desplaza por una de las trompas de Falopio, donde puede ser fertilizado por el esperma o no.

¿Qué puede enfermar las trompas de Falopio?

Las pueden enfermar enfermedades de transmisión sexual como la clamidia, la gonorrea y también las bacterias en grandes cantidades, estas pueden causar infecciones muy fuertes e inflamación; pero también otras razones pueden enfermarlas, aquí les diré algunas. Si acostumbras a tener relaciones sexuales sin haberse quitado el periodo totalmente, o sea cuando aún estás manchando, aunque sea mínimo, esto puede hacer que las trompas tengan una infección muy fuerte, también si eres de las que expulsan muchos coágulos y tejidos en tu regla estas pudieran hacer que se enfermen al quedar atascadas en las trompas. Por ejemplo, si se quedan alojadas en las trompas y no bajan en la menstruación, por eso debes hacerte limpiezas con estas alternativas naturales. Y más aún si deseas ser madre ya que las trompas obstruidas no permitirán que el esperma fecunde al óvulo. Todo lo que te he mencionado puede causar Hidrosalpinx que es una alteración de la trompa de Falopio caracterizada por la obstrucción y acumulación de líquido en su extremo que hace que la trompa se dilate y se distienda, pueden ser las dos trompas o solo una, en otras palabras, se llenan de agua y se inflaman y pueden llegar a doler.

También suelen decir que un lavado de las trompas con aceite de amapola reduce la necesidad de fecundación in vitro. Consiste en limpiar las trompas de Falopio con aceite de semilla de amapola. Podría tener beneficios de fertilidad al expulsar el tipo de escombros que impiden la fertilidad. Muchas veces el médico receta antibióticos como la Amoxicilina 500 mg para bajar la infección; pero no basta con medicamentos porque pueden bajar la inflamación y aun así quedar las trompas con la suciedad que debe salir o bajar a través de la menstruación. Para combatir los inconvenientes con las trompas y los problemas de infecciones en general lo primero que debes hacer es luchar por tener una buena microbiota, o sea que tu cuerpo tenga suficientes bacterias buenas que eliminen las malas. Les puede ayudar mucho hacer el Kéfir, busquen en Internet cómo hacerlo y verán que no es nada complicado.

¿Qué es el Kéfir? Aquí les diré

Es un alimento semejante al yogur, de sabor fuerte y agridulce, que se obtiene por fermentación de leche mediante un hongo específico.

El kéfir (también, kéfir, búlgaros, yogur búlgaro, leche kefirada; yogur de pajaritos en Chile), es un producto lácteo parecido al yogur líquido, fermentado a través de la acción de un conjunto de levaduras (hongos) y bacterias (lactobacilos). Es un probiòtico, y también está el Chucrut que es a base de repollo fermentado. También te dará las bacterias buenas que necesita tu cuerpo en especial tus trompas en dado caso tengas un exceso de bacterias malas. Busquen en Internet como hacer ambos.

Más adelante les dejaré los suplementos que deben tomar para ayudar a destapar las trompas.

Y ahora les dejaré los licuados e infusiones que debes hacer para limpiarlas, para sanarlas y para evitar las fibrinas.

Remedios caseros # 1 para limpiar las trompas

Ingredientes:

Piña (1)

Naranjas (3)

Mangos (3)

Uvas (10)

Agua

Modo de preparación:

En tu licuadora vas a poner estos ingredientes con la cantidad de agua que creas necesaria, si deseas puedes tomar este licuado dos veces al día todo el tiempo que desees, ponlo en tu refrigerador. Todos los remedios que puse en páginas anteriores para limpiar la matriz son excelentes también para limpiar las trompas, no te olvides el de la cúrcuma porque es uno de los más efectivos.

Algunas propiedades de la piña:

La piña es un antiinflamatorio natural. También es rica en bromelina,

una enzima digestiva que ayuda a regular la respuesta inmunológica del cuerpo para que no reaccione con inflamaciones innecesarias. La bromelina también contribuye a la salud del corazón. Es baja en calorías y rica en fibra, por lo que ayuda a mantener en buen estado el aparato digestivo, ayuda a eliminar la grasa corporal. Fortalece el sistema inmunológico, así como los huesos.

Algunas propiedades de la naranja:

Las naranjas tienen flavonoides como la hesperidina que reduce el colesterol y previene que tus arterias se taponen. Esto, te protegerá contra ataques cardíacos y otras enfermedades cardiovasculares. Su alto contenido en vitamina C estimula la producción de glóbulos blancos y contribuye a reforzar el sistema inmunológico. Contiene antioxidantes que mantienen una piel sana y reduce los signos de la edad. Contiene un alto poder antiinflamatorio gracias a su alto aporte en vitamina C.

Algunas propiedades del mango:

La fruta del mango contiene carotenoides, ácido ascórbico, terpenoides y polifenoles:

todos responsables de las propiedades preventivas del cáncer. Estas propiedades se atribuyen a la mangiferina, un compuesto que se encuentra en la fruta y que inhibe el crecimiento de células cancerígenas en colon y el hígado. Comer mango puede reducir la grasa corporal y controlar el azúcar en la sangre, pues contiene numerosos minerales y fitoquímicos. Son una fuente de beta – caroteno, un antioxidante que ayuda a combatir los radicales que causan problemas al corazón, Al ser rico en vitamina C, el mango juega un rol importante en el fortalecimiento de la inmunidad. Aparte de esto, son una gran fuente de zinc, un mineral importantísimo para mantener la salud general del sistema inmune. La vitamina C se conoce por reducir la severidad de las alergias y ayuda a combatir las infecciones. Esta vitamina protege, principalmente, las células del cuerpo de especies reactivas de oxígeno.

Algunas propiedades de la uva:

Las uvas son ricas en antioxidantes, su índice glucémico no es alto, sino medio; son ricas en fibra en hidratos de carbono (17%) de rápida asimilación; contienen vitamina C y entre sus minerales destacan el potasio, el cobre y el hierro, aunque también calcio, fósforo, magnesio, manganeso, azufre y selenio. Por otro lado, las semillas de las uvas son un potente antibacteriano y antiinflamatorio, por lo que ayuda para innumerables enfermedades inflamatorias o bacterianas como la artritis, dermatitis, problemas de piel, sinusitis, colitis, gastritis, etc.

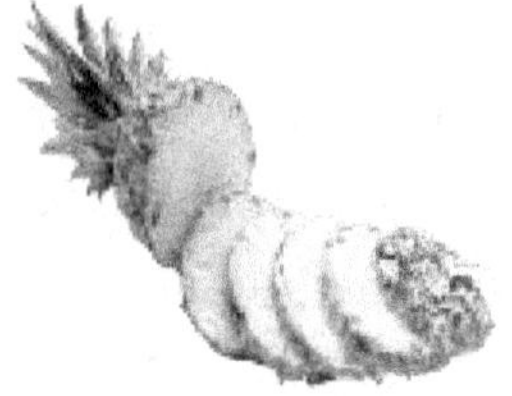

Piña

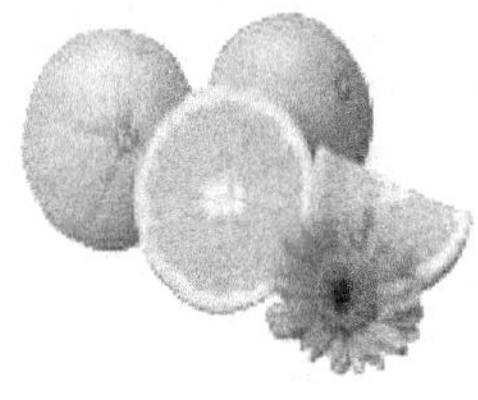

Naranjas

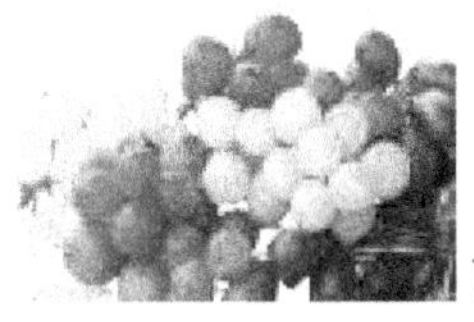

Uvas

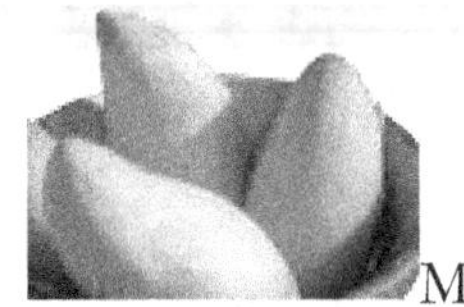

Mangos

Remedios caseros # 2 para limpiar las trompas

Ingredientes:

Linaza

Chìa

Agua

Modo de preparación:

En un recipiente pondrás una cucharada de linaza y otra de chía. con un vaso de agua, puede ser linaza dorada y si no la encuentras puede ser marrón. Si deseas hacer más cantidad sería un vaso más de agua por cada cucharada de estos ingredientes; siempre mídelo por cucharada, una cucharada de cada una por un vaso de agua. Las puedes remojar de dos horas en adelante, puede ser hasta 24 horas en remojo para que se activen sus encimas y puedas aprovechar más sus propiedades, después vas a licuar esta mezcla y lo tomarás colado.

Este lo vas a tomar con la regla, desde el día 1ro que te llegue hasta el día 14, lo puedes tomar dos veces al día, mañana y noche y durar tres meses seguidos. Si lo tienes que repetir espera por lo menos tres meses y haces el mismo procedimiento.

Algunas propiedades de las semillas de chía y linaza:

Estas pequeñas semillas son realmente potentes. No solo están cargadas con vitaminas y minerales, sino que también son una fuente saludable de ácidos grasos esenciales (como los omega-3) – una buena alternativa si no comes carne. Las semillas de chía ayudan a combatir la inflamación, por eso son esenciales para desinflamar las trompas, regulan los niveles de colesterol y reducen la presión sanguínea, por eso son ideales para el corazón. También son ricas en ácido linolénico, un ácido graso que ayuda al cuerpo a una mejor absorción de las vitaminas liposolubles A, D, E y K. Ayudan a controlar el apetito ya que genera una sensación de saciedad. Ambas son unas excelentes fuentes de fibras, dado que las semillas de chía tienen una cantidad tan alta de ácidos grasos omega 3, minerales, y son una fuente completa de proteínas, muchos expertos las consideran un superalimento. De hecho, son muy buenas para el corazón. La linaza también tiene su propio conjunto de beneficios para la salud: pueden ayudar a controlar la presión arterial, el colesterol e incluso desempeñar un papel en la prevención del cáncer. Los beneficios antioxidantes de la linaza provienen principalmente de nutrientes llamados compuestos fenólicos. También es muy buena aliada para la mujer ya que puede ayudar a eliminar el estrógeno de tu cuerpo. Demasiado estrógeno está relacionado con síntomas menstruales y el molesto síndrome premenstrual cada mes. Reduce en gran manera los cólicos menstruales, estabiliza la producción de progesterona, y actúa como un relajante muscular en el útero.

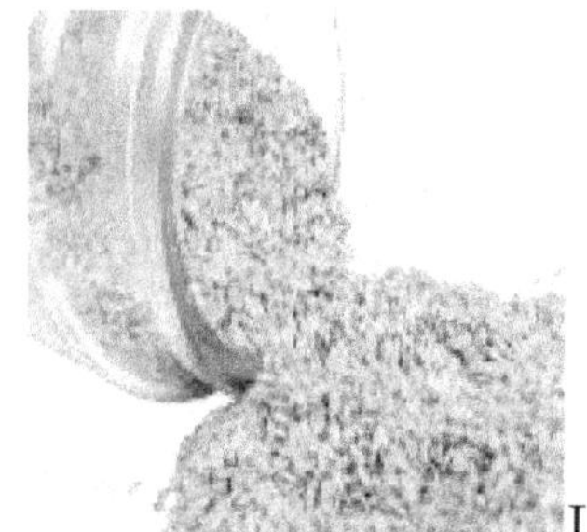

Linaza dorada

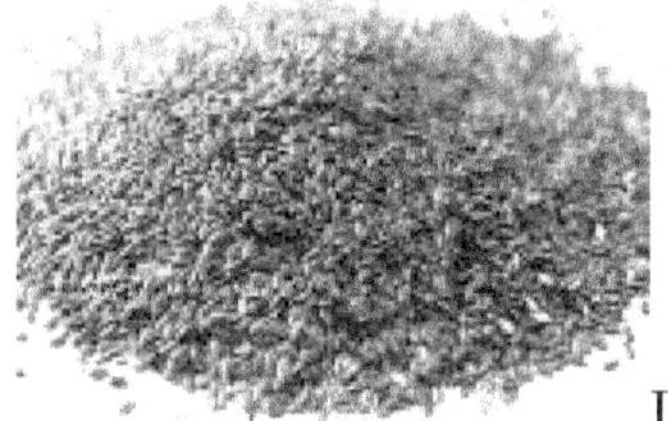

Linaza marrón

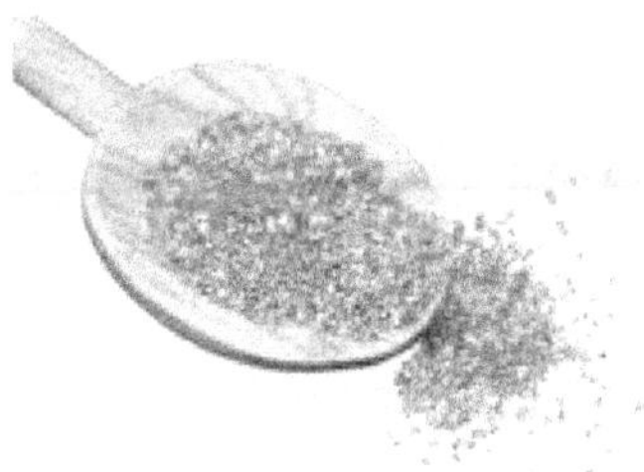

Chía

Remedios caseros # 3 para limpiar las trompas

Ingredientes:

Noni

Zàbila

Jengibre

Agua

Modo de preparación:

En un recipiente grande vas a poner tres o cuatro nonis cortados en trozos, el cristal de una penca de zábila y media libra de jengibre, si deseas que quede menos picante le puedes poner menos cantidad de jengibre. La cantidad de agua que pondrás es la que creas que necesiten los ingredientes, solo recuerdas que deben quedar cubiertos de líquido.

Estos ingredientes los dejarás por siete días tapados en el recipiente hasta que fermenten, después lo colarás y pondrás este jugo en el refrigerador, lo puedes tomar por tres meses dos veces al día en la mañana y en la noche desde el día 1ro de tu menstruación cuenta 14 días, comienzas el mismo día 14 hasta que baje tu regla, si eres de regla abundante hasta el día 1ro y si no lo eres hasta el día 2 y lo suspende. Si lo tienes que repetir espera por lo menos tres meses y haces el mismo procedimiento.

Algunas propiedades del noni:

La proxeronina del noni (Morinda citrifolia) se convierte en xeronina en el organismo, un alcaloide capaz de regular el metabolismo y diferentes funciones biológicas. Por esto se atribuyen al noni propiedades curativas para todo tipo de enfermedades, como infecciones, artritis, diabetes, asma, hipertensión, migrañas o irregularidades menstruales, y sobre todo una gran capacidad anticancerígena. Efecto antimicrobiano, favorece el sistema digestivo, analgésico y antiinflamatorio, mejora el sistema inmunológico, reduce los triglicéridos y el colesterol sanguíneo.

Previene el cáncer, ayuda a controlar la diabetes y tiene poder antioxidante. Cuando no vean una imagen o una descripción de las propiedades de ciertos ingredientes es porque ya están repetidos en páginas anteriores.

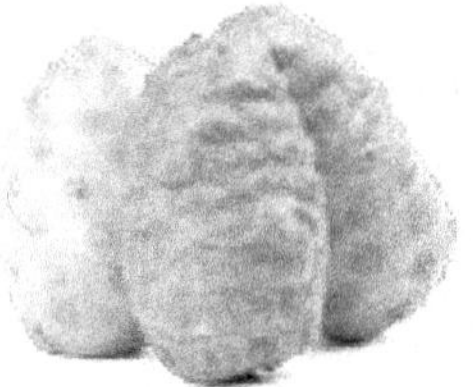

Noni

Remedios caseros # 4 para limpiar las trompas

En este caso vamos a usar el poder de las especias para desinflamar las trompas

Ingredientes:

Cilantro

Romero

Tomillo

Orégano

Agua

Modo de preparación:

En una olla vas a poner a calentar un poco de agua según la cantidad de infusión que desees, cuando esté a punto de ebullición echas los cuatros ingredientes según la cantidad que elijas.

Déjalos hervir de 10 a 15 minutos y tómalo dos veces al día por tres meses y luego lo repites si crees que es necesario después de haber tenido un descanso de dos meses. Esta infusión es muy efectiva para limpiar no solo tus trompas sino también tu matriz de miomas y los quistes que puedas tener en tus órganos reproductores. Recuerdas ver los remedios en mi canal de YouTube si lo deseas y así haces mejor el paso a paso.

Algunas propiedades del cilantro:

El cilantro actúa sobre el sistema digestivo facilitando la digestión y aliviando el estreñimiento, también es eficaz contra cólicos y flatulencias. Es una fuente maravillosa de fibra dietética, manganeso, hierro y magnesio. Además, las hojas de cilantro son ricas en vitamina C, vitamina K y proteínas. También contienen pequeñas cantidades de calcio, fósforo, potasio, tiamina, niacina y caroteno, es antinflamatorio y tiene propiedades antisépticas. Contiene un 20% de aceites esenciales. Tiene altas cantidades de hierro, que es esencial para curar la anemia.

Algunas propiedades del romero:

Mejora la circulación y la digestión, combate la inflamación, combate el cansancio mental. Excelente antibiótico natural, purifica el hígado, ayuda a controlar la diabetes. Es antioxidante, ayuda con el crecimiento del pelo. Tiene propiedades diuréticas, por tanto, se puede utilizar como complemento en dietas adelgazantes. El té de romero combate la retención de líquido, además permite eliminar toxinas gracias a que incentiva la producción de orina, tiene propiedades antibacterianas.

Algunas propiedades del tomillo:

El tomillo es una planta muy versátil, empleándose tanto en cocina como condimento para aromatizar y dar sabor a carnes, verduras, quesos y embutidos, como para hacer infusiones y en la fabricación de jabón, perfumes, jarabes, aceites esenciales, cremas y pastas de dientes, entre otros productos medicinales y cosméticos. Dentro de la lista de valores nutricionales se puede encontrar un alto porcentaje de vitamina C, vitamina A, fibra, riboflavina, cobre, manganeso, calcio y, en menores proporciones, vitamina B6, folato, fósforo, potasio y zinc. Ayuda a suavizar los problemas respiratorios del tracto superior, refuerza el sistema inmune, es diurético, las infusiones de tomillo tienen un efecto diurético ayudando a eliminar toxinas del cuerpo. Ayuda a regular el tránsito intestinal, calma los dolores digestivos.

Algunas propiedades del orégano:

Excelente para el sistema digestivo. Para tratar catarros y dolores de garganta, es antiinflamatorio y un gran antioxidante, lucha contra las bacterias. Contiene fibra, hierro, manganeso, vitamina E, hierro, calcio, ácidos grasos omega, manganeso, además de ser una fuente rica en vitamina K. Es un buen aliado contra la actividad microbiana. El aceite de orégano, por ejemplo, es un potente antimicrobiano, debido a que contiene un compuesto esencial llamado carvacol. Sus propiedades son tan intensas que puede incluso aniquilar al Staphylococcus aureus resistente a la meticilina y a otros antibióticos. El orégano se puede utilizar para tratar trastornos gastrointestinales, dolores menstruales, dolor de oído, bronquitis, dolores musculares, dolor de muelas, alergias, fatiga, dolor de cabeza y trastornos de las vías urinarias. También puede aplicarse por vía tópica para ayudar a tratar una serie de enfermedades de la piel, como el acné y la caspa.

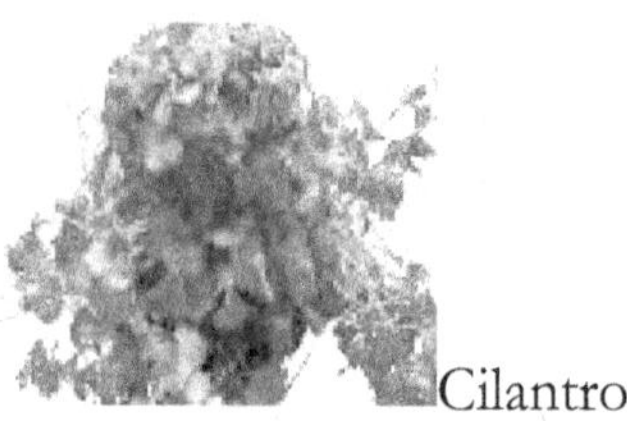

Cilantro

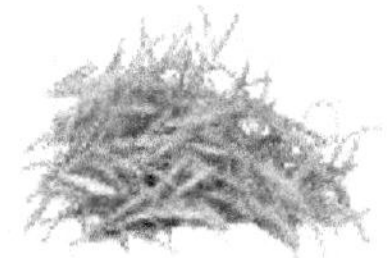

Romero

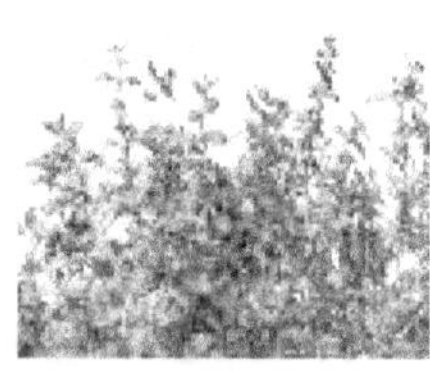

Tomillo

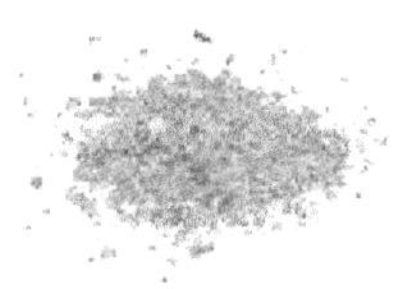

Orégano

Remedios caseros # 5 para limpiar las trompas

Ingredientes:

Jengibre

Canela

Ruda

Agua

Modo de preparación:

En una olla vas a poner a calentar un poco de agua según la cantidad de infusión que desees, cuando esté a punto de ebullición echas los tres ingredientes según la cantidad que elijas. Déjalos hervir de 10 a 15 minutos y tómalo dos veces al día. Por tres meses y luego lo repites si crees que es necesario después de haber tenido un descanso de uno o dos meses. Esta infusión es muy efectiva para limpiar no solo tus trompas sino también tu matriz de miomas y los quistes que puedas tener en tus órganos reproductores.

Te dejaré la imagen y las propiedades de la ruda, las imágenes de los demás ingredientes y sus beneficios están en páginas anteriores.

Algunas propiedades de la ruda:

La ruda es una planta que destaca por sus propiedades y sus principios activos, de hecho, se usa para tratar ciertas afecciones o enfermedades. Actúa como un buen estimulante del flujo sanguíneo, favoreciendo la regulación de la menstruación y sirve para mejorar las hemorragias y reducir los dolores provocados por la misma. Es favorable a nivel circulatorio, pues contiene determinadas sustancias que ayudan a reforzar las paredes de los vasos sanguíneos, logrando que sean más resistentes ante hemorragias y otras complicaciones. Puede ser útil en el tratamiento de varices, edemas o problemas de circulación de la sangre. Debido a su acción sedante, la infusión de ruda también se emplea para combatir los síntomas propios de la ansiedad, el estrés, el nerviosismo y el insomnio. Aplicada de forma tópica, también puede servir para aliviar el dolor ocasionado por golpes o por enfermedades como la artritis.

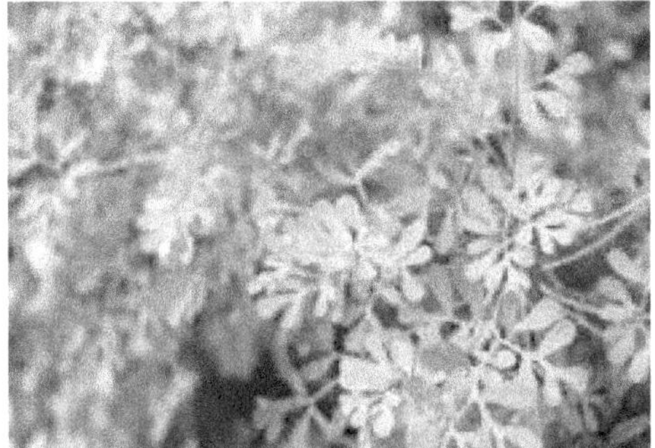

Ruda

Potentes suplementos para desinflamar tus trompas y demás órganos reproductores

Los suplementos siempre te van a ayudar a tener mejor salud y te van a aportar mucha más energía. Para ver mejores resultados debes ser constante en tu tratamiento, si por ejemplo debes tomar uno o dos al día por tres meses te aconsejo que sigas las indicaciones del producto fielmente.

El omega 3: es maravilloso para desinflamar las trompas.

La chlorella y la spirulina: es lo mejor para secar el líquido de las trompas, procura comprarlo exactamente así que diga chlorella+spirulina, que vengan juntas. En Amazon las puedes conseguir.

Natures Sunshine: tiene un producto especialmente para la salud femenina que ha demostrado una gran eficacia en destapar las trompas, es tan espectacular este producto que mujeres que no habían podido ser madre lo tomaron por un par de meses y pudieron concebir, también lo usan las mujeres que ya están en la menopausia. Este producto se llama Female Comfort.

Algunas propiedades del omega 3:

Entre sus propiedades destacan sus efectos antiinflamatorios y autoinmunes. Esto podría ser de gran ayuda para reducir el riesgo de padecer cierto tipo de enfermedades, así como favorecer el tratamiento de aquellas con procesos inflamatorios como el cáncer, problemas cardiovasculares o frenar el propio envejecimiento. El omega 3 nos puede servir de ayuda también para algunas enfermedades como la artritis reumatoidea, la enfermedad de Crohn, la colitis ulcerosa, lupus. Además, puede ayudar a reducir el riesgo de padecer aterosclerosis, trombosis y otros problemas vasculares. Ayuda a combatir el síndrome premenstrual y la depresión.

Algunas propiedades de la Chlorella y la Spirulina:

Es un suplemento cargado con proteínas como la clorofila, fibra, aminoácidos (Omega 3 6 9, GLA, argininina), ácidos grasos, vitaminas inmunes (vitamina A, vitamina B2, vitamina B12, vitamina C, vitamina K, biotina). Apoya la energía, la salud del colon, la función digestiva y el sistema inmunológico. La Chlorella es una microalga verde con gran cantidad de clorofila y efecto probiótico, ya que aumenta la población de Lactobacillus en el intestino, es conocida por su capacidad para desintoxicar el organismo al unirse a toxinas como el mercurio y ayudar a eliminarlas, pero también resulta una excelente fuente de proteínas y vitaminas del grupo B muy recomendable para vegetarianos y veganos.

La Spirulina contiene vitaminas, ácidos grasos esenciales y minerales que aportan energía y vitalidad, por lo que es muy útil en caso de dietas de control de peso.

Un consejo más.

Para que la infección no prospere en las trompas puedes tomar estos suplementos:

Vitamina C

Zinc

Lisina

Bioflavonoides

Las infusiones de uña de gato y cola de caballo. Ayuda a limpiar los ovarios y las trompas, si hay grasa en las trompas o sangre sucia la podrás expulsar con esta sencilla; pero eficaz infusión. Tomarlo con la menstruación el día 1ro y 2do para poder limpiarte.

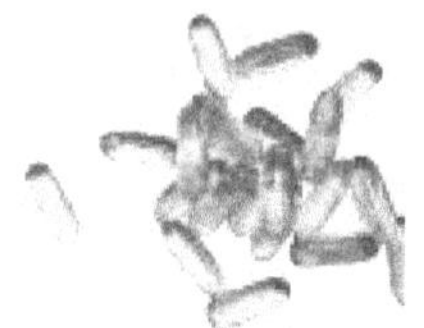

Omega 3

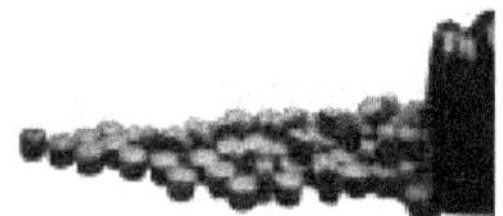

Chlorella+Spirulina

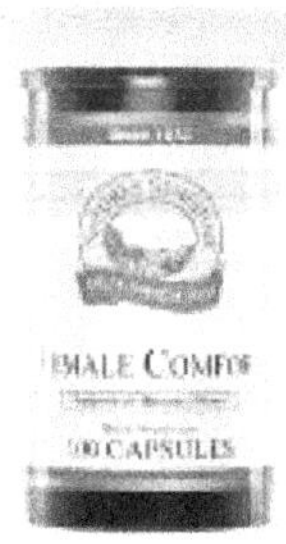

Female Comfort

Ovarios poliquísticos. Liberándote de manera natural y muy efectiva

¿Qué son ovarios poliquísticos?

Es un descontrol en la hormona masculina andrógeno, cuando una mujer tiene exceso de esta hormona en sus ovarios se forman unas bolitas que se llenan de agua. Y esto provoca irregularidades en el ciclo menstrual debido al desequilibrio en las hormonas, también provoca acné, sobrepeso, y bello excesivo. Comencemos con este maravilloso y potente remedio.

Ingredientes:

Zábila (Aloe vera 1)

Miel 1 taza

Alcohol 1 taza

Alquitira (Nopal 1)

Zumo de limón (6)

Medio vaso de agua

Modo de preparación:

Vas a poner en tu licuadora el medio vaso de agua, el nopal y la zábila, lo triturarás muy bien y los vas a colar, se cuela porque tiene unas pajitas incómodas de tragar. En este líquido licuarás los demás ingredientes; pero ya no lo cueles. Después de licuar todo te tomarás este remedio dos veces al día, en la mañana con el desayuno y en la noche con la cena. Lo puedes tomar por tres meses desde el día 1ro de tu menstruación cuenta 14 días, comienzas el mismo día 14 hasta que baje tu regla, si eres de regla abundante hasta el día 1ro y si no lo eres hasta el día 2 y lo suspende. Si lo tienes que repetir espera de dos a tres meses y haces el mismo procedimiento.

Este remedio es magnífico para eliminar miomas y destapar las trompas. Puedes ver el paso a paso en mi canal de YouTube, fue uno de los primeros videos que subí.

https://acortar.link/mVQE14

No pondré ningunos de los ingredientes ni sus descripciones porque ya están en páginas anteriores en otros remedios, el alcohol sirve como vasodilatador, puede ser tequila, ron, brandy, aguardiente o cualquier licor con un 37-40 de alcohol.

Las maravillas del aceite de Onagra para los ovarios poliquísticos, la ovulación y la menopausia

Como los ovarios poliquísticos se desarrollan por el descontrol en la hormona masculina andrógeno, estas cápsulas pueden ser maravillosas para ti ya que te van a controlar no solo esta hormona masculina sino también todas las demás. Por eso se las recomiendo a todas las mujeres que tienen desequilibrada cualquier hormona como por ejemplo la progesterona y los estrógenos, son tan eficaces que mujeres que no han podido concebir lo han logrado gracias a su efectividad. Y también ayuda con la endometriosis.

¡Si equilibras la progesterona te puede cambiar la salud y la vida!

Estas cápsulas te van a dar equilibrio tanto en la progesterona como en los estrógenos y la prolactina.

Notarás mejoras en la ansiedad, en la piel, en el descanso nocturno, los dolores crónicos, la libido, dolores premenstruales y dejarás de ser friolenta, y también adelgazarás. Me consta, duermo mucho mejor después de tomarlas. Es un antioxidante natural y es antinflamatorio.

También es rico en omega 3 y omega 6, tómalo por seis meses y descansa un mes y lo vuelves a repetir si es necesario.

Modo de uso:

Lo recomendable es tomar de 500 a 3000 mg al día, lo mínimo 500 mg y lo máximo 3000 mg, no te excedas de 3000 mg. Yo me tomo una cápsula de 1000 mg al día preferiblemente de noche y he visto maravillas en mi cuerpo, desde la primera semana que la tomé sentí paz en mi matriz y en todos mis demás órganos reproductores, la regla me llegaba con un dolor muy fuerte y desde que la tomo me da muy poco dolor y muchas veces no me da nada, es rara la ocasión en la que tenga que tomar un comprimido para el dolor, cuando antes hasta el segundo día me dolía terrible como si fuera el primero.

Muchas chicas se quejan de que se las baja dos veces, en ese caso tòmenla por sòlo diez días desde que se les quite la regla, y si desean buscar un bebè no la tomen cuando estèn ovulando porque causa abortos. Es recomendable descansarlas después de tomarlas por seis meses por un mes o dos y las continúas. Algo importante:

Las mujeres premenopáusicas y menopáusicas deben de hacer de las cápsulas de aceite de onagra su mejor amiga.

Las maravillas del aceite de Borraja para la ovulación

Es rico en ácido y linolénico, precursor de las prostaglandinas de tipo 1, unas sustancias de propiedades antiinflamatorias que parecen reducir los dolores menstruales. Además, estas prostaglandinas actúan sobre todo el sistema hormonal.

Por ese motivo se puede utilizar durante el ciclo menstrual para regular el dolor, los cambios de humor y hasta las migrañas. El ácido y linolécio ha demostrado ser interesante para problemas cardiovasculares como diabetes, hipertensión, colesterol alto, etc. Ya que es capaz de reducir de manera significativa el colesterol malo, la tensión arterial o los niveles de triglicéridos. Mejora la circulación sanguínea y reduce los niveles de estrés. Se ha demostrado que los alimentos ricos en GLA (ácido gama-linolénico) es uno de los dos tipos principales de los ácidos grasos esenciales. Estos son grasas "buenas" que son tan necesarias para la salud como las vitaminas. Específicamente, GLA es un ácido graso omega- 6), ayuda a que nuestro organismo acumule menos grasas. El uso del aceite de borraja en sustitución de otros aceites vegetales nos ayuda a adelgazar. También tiene propiedades diuréticas, fundamental en cualquier dieta de adelgazamiento. Tiene cierto parecido con el aceite de onagra por eso es muy beneficioso tanto para la fertilidad porque regula las hormonas como para la menopausia.

Es excelente para la piel. Y también se puede tomar en infusión, si decides tomarlas en cápsulas puede ser los mismos mg que el de Onagra y los mismos meses sin olvidar el descanso.

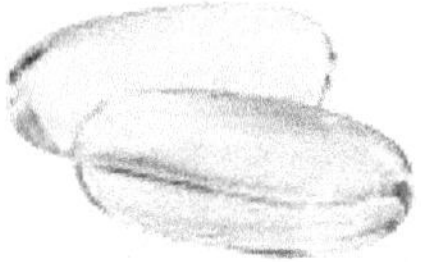

Aceite de onagra

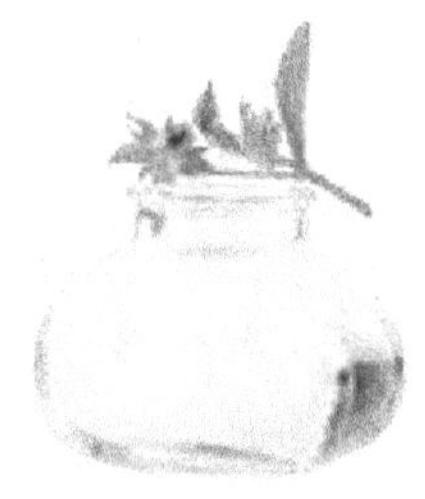

Aceite de borraja

Ovulación perfecta con más alternativas naturales

Tengo un mal recuerdo de una menstruación que me duró más de quince días porque me llegó sin haber ovulado, fue una regla sin control, llegó y no se quería quitar. Cuando me hicieron análisis ese fue el diagnostico que me dieron: anovulación.

¿Qué es anovulación?

Es la ausencia de ovulación que ocurre cuando los ovarios no liberan óvulos, generalmente se debe a desequilibrios hormonales y es una de las causas más frecuentes de problemas de fertilidad. Parte de las causas de mi hiperplasia era la anovulación. Ésta es responsable de alrededor de 25 por ciento de los casos de problemas de fertilidad femenina y generalmente se debe a desequilibrios hormonales causados por factores como estrés, trastornos alimentarios, ejercicio excesivo, síndrome de ovarios poliquísticos, entre otros. Por supuesto me pusieron un tratamiento médico inmediatamente; pero sintético.

¿Y qué eran? Pastillas anticonceptivas que terminaron dándome los problemas de miomas que expliqué en temas anteriores.

El sangrado lo veía mes tras mes, sin embargo, no era mi menstruación era una falsa regla, también aquí expliqué ese tema.

¡Basta! Dije un día y las dejé. Antes de que regresaran los problemas de mis hormonas me fui a lo natural no sin antes ver cuáles eran las causas de mi anovulación, ya saben que era prolactina alta, progesterona baja, y los miomas que también causan desequilibrios hormonales. Cuando me recetaron los anticonceptivos esos doctores porque fueron varios no sabían cuál era el problema en mi cuerpo, por eso nunca se iban a corregir. Después de ir donde mi ginecóloga y saber con qué tenía que luchar me fui por lo natural y he aquí un resumen para ustedes chicas.

Licuado 100% natural para ovular como una reina

Ingredientes:

Chía

Linaza

Avena integral

Canela en polvo

Nuez moscada en polvo

Manzana

Semillas de Hemp o Cáñamo

Semillas de Ajonjolí o Sésamo

Agua

Modo de preparación:

Lo más recomendable es dejar reposar la chía y la linaza en agua de tres horas en adelante para poder absorber mejor los beneficios del omega 3, sus fibras, sus enzimas y sus antioxidantes.

La manzana puede ser verde o roja, ponle la mitad, de linaza es una cucharada y media dorada o marrón, de chía una cucharada, tres cucharadas de avena, una cucharada de semillas de hemp, una cucharada de semillas de ajonjolí, media cucharadita de canela en polvo y media cucharadita de nuez moscada. En tu licuadora vas a poner todos los ingredientes a licuar en un vaso y medio de agua. La avena va a aportar a este licuado cremosidad y sabor y los beneficios de consumirla cruda. Es nutritiva, es rica en antioxidantes, contiene zinc, vitamina B1, hierro, y cobre.

Las semillas de hemp o de cáñamo son increíbles para la salud, tanto para la mujer como para el hombre. Es considerada una proteína vegetal y se le compara con las nueces y los granos. Fortalece el óvulo y la matriz, contiene omega 3 y omega 6, corrige la función de los ovarios por eso vas a ovular correctamente, desinflama los órganos reproductores y el vientre, contiene fibras, ayuda con los dolores menstruales. En el caso de los hombres les fortalece el esperma y le da motilidad. La manzana le dará un toque dulce a este licuado además de un rico sabor.

Esta fruta es rica en minerales como potasio, calcio, fosforo, ayuda con el colesterol, y es antioxidante. Las semillas de ajonjolí ayudan con el funcionamiento intestinal, contiene vitamina E, y tiene un elevado contenido de fibra, reduce el síndrome premenstrual y el síndrome de la menopausia ya que contiene fitoestrògenos. También regula la producción de la hormona tiroidea ya que aporta selenio un elemento importante para el funcionamiento de la tiroides. Las puedes encontrar en diferentes colores como amarillas, rojas y negras.

Este es un licuado 100% natural así que dile adiós al descontrol menstrual por ovulación incorrecta. Lo puedes tomar desde el día 14 que llegó tu regla hasta el primer día que te baje, 6 meses sin parar, luego descansa por dos meses y lo repites 6 meses más y así sucesivamente según lo necesites. No olvides hacer ejercicios moderados para tener una mejor ovulación, pues el sedentarismo contribuye al desequilibrio.

Aquí les dejo el enlace del video de cómo se prepara para que sigan el paso a paso:

https://acortar.link/XrkN1m

Te recomiendo comprar pruebas de ovulación de las que venden en farmacias o para que sean más cantidad y más económicas las puedes pedir por Amazon y por eBay, en ese video te muestro como usarlas. Te dejaré unas imágenes de mi ovulación antes de tomarme este batido y después de tomarlo. Y las imágenes de las semillas de hemp, de la avena integral, del ajonjolí, y de la manzana, los demás ingredientes y sus propiedades las puedes encontrar en páginas anteriores.

Antes

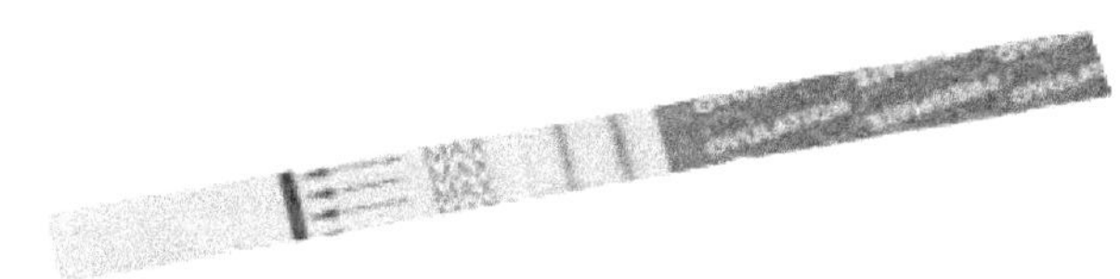

Después

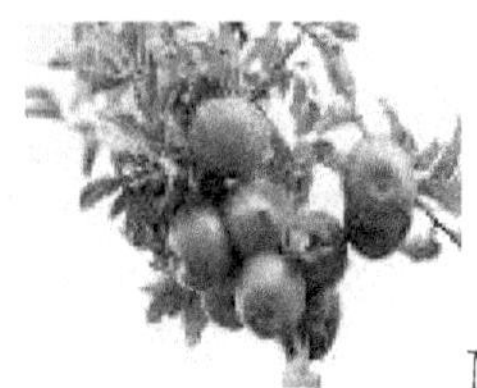

Manzanas

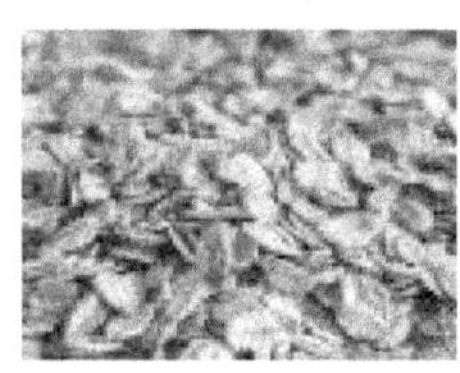

Avena

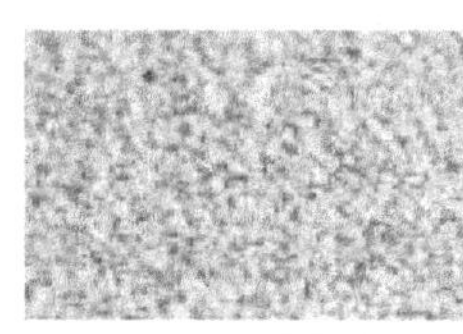

Ajonjolí

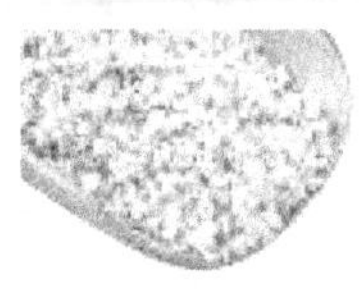

Semillas de hemp

Licuado sencillo pero efectivo para ovular

Ingredientes:

Remolacha o Betabel

Zanahoria

Agua

Modo de preparación:

En tu licuadora vas a poner la cantidad de agua que desees con las cantidades que elijas de zanahorias y remolachas picadas. Puedes tomar dos vasos al día de este licuado y guardar el que te sobre en el refrigerador, hazlo por lo menos por seis meses desde el día 1ro de tu regla hasta el día catorce y lo descansas por un mes, lo repites si sientes que lo necesitas. Propiedades e imágenes están en páginas anteriores.

Ovulación perfecta a base de semillas: estrógenos y progesterona

Del día 1ro al día 15 de tu regla puedes moler semillas de linaza junto a semillas de calabaza o auyama también molidas, esta mezcla te dará todos "los estrógenos" que tu cuerpo necesita. No olvides quitar las cáscaras de las semillas de calabaza.

El mismo día 15 de tu regla dejas de consumir esta receta y la sustituye por semillas de sésamo o ajonjolí molidas junto a semillas de girasol sin las cáscaras. Estas te van a aportar "la progesterona" que necesitas. Las consume hasta el día 28 y así lo haces por seis meses seguidos y descansa uno o dos y lo repites. Si deseas a esta receta les puedes agregar semillas de hemp o cáñamo. Si en dado caso no puedes moler ninguna de estas semillas úsalas enteras en licuados o las puedes comer por cucharadas por ejemplo una cucharada de cada una al día, también se las puedes poner a tus postres o bebidas. Vas a balancear no solo estás dos hormonas sino también todas las demás.

Infusiones para ovular de manera perfecta

Si haces de la canela, la nuez moscada, el clavo de olor y las malaguetas una costumbre en tu vida podrás ovular como no te imaginas. Cuando comencé a tomar esta infusión no sabía la potencia de sus ingredientes. Fue unos diez días después que fui notando la diferencia, todas estas especias te aportarán lo que necesitas para tener mucho mejor periodo menstrual. Especialmente la canela y la nuez moscada ya que estabilizan grandemente el metabolismo y el desequilibrio hormonal y son anticoagulantes naturales. Pon a hervir por lo menos cuatro tazas de agua con dos estillas de canela y una cucharada de cada ingrediente, en el caso de la nuez moscada parte menos de la mitad o se la puedes echar rallada, sería media cucharadita. La infusión restante la puedes guardar en el refrigerador y lo calientas, es una bebida muy rica y le puedes poner miel, evita el azúcar en todas tus infusiones. Toma una taza desde el día 14 de haber bajado tu regla hasta que te vuelva a bajar, el primer día lo puedes tomar y también el segundo si no eres de regla abundante. Puedes repetir esta infusión de cinco a seis meses, descansa y lo repites si lo necesitas.

Hinojo: es una planta que te va a ayudar con el sistema digestivo y te ayudará a regularizar la regla, ayuda con los dolores de cabeza y los dolores en las articulaciones y los calambres, es sumamente efectiva para combatir la obesidad. Aporta hierro y combate la anemia, posee propiedades antioxidantes que contribuyen a bajar de peso. Tiene propiedades antiinflamatorias. Es expectorante natural. Puedes tomar esta infusión hasta tres veces al día con las comidas, recuerda detener por un tiempo todo tipo de tratamientos, aunque sean naturales.

Albahaca: esta planta es excelente para regular la menstruación, para combatir la fatiga, para aliviar el malestar estomacal y calmar los nervios, toma esta infusión varias veces al día.

El romero, el toronjil, la salvia, la menta y el tomillo: son plantas amigas de las mujeres, tienen un efecto estrogènico, que es útil para aliviar algunas molestias de la menopausia como la sudoración y los sofocos y de los problemas con el ciclo menstrual, también son antioxidantes.

La manzanilla: es muy efectiva para la salud femenina, alivia los trastornos menstruales ya que calma de manera natural las contracciones en el útero gracias a sus propiedades sedantes. También posee otras propiedades como son antiinflamatorias, antialérgicas, antibacterianas. Mejora la digestión y la molestia de la menopausia, ayuda a eliminar el exceso de líquido en el cuerpo.

El anís estrellado le hace muy bien a las mujeres, especialmente a las que amamantan, pues el anís estrellado es rico en anetol, que posee propiedades estrogénicas que ayudan a aumentar la producción de leche. Además, se ha mostrado eficaz en combatir problemas menstruales.

Los mejores suplementos y vitaminas para una ovulación perfecta

La L-arginina: aumenta la progesterona en un 71 %. Junto con 600 mg al día de vitamina E mejora el grosor del endometrio.

Vitex: puede ayudar a apoyar un equilibrio hormonal saludable durante el síndrome premenstrual, la menstruación y la menopausia.

Una cápsula al día te ayudará a alargar la fase lútea, sobre todo si tu falta de progesterona va acompañada de sensibilidad en las mamas y los pezones.

Melatonina: la glándula pineal se activa durante las noches, debido a que es estimulada por la oscuridad, si falta la melatonina, aunque esté oscuro solemos despertarnos, aunque tengamos las ganas de continuar durmiendo y muchas veces el insomnio y la falta de descanso es la causa del déficit de progesterona, este maravilloso producto natural puede ayudarte a dormir mucho mejor y a proporcionarte la progesterona que te haga falta. Además, te dará mejores óvulos en dado caso estés buscando un embarazo.

El selenio: es un nutriente que el cuerpo necesita para mantenerse sano, es un antioxidante.

Es importante para la reproducción, la función de la glándula tiroidea, la producción de ADN y para proteger al cuerpo contra infecciones.

También te ayudará a ovular correctamente, a tener buenos óvulos. Amazon tiene una gran variedad de estos suplementos.

La vitamina D y el cromo: ayudan a la salud de los ovarios y son muy efectivas para ovular correctamente.

Clorofila líquida: se utiliza para limpiar el hígado, regular la menstruación y fortalecer la sangre.

 Las vitaminas C y D: son esenciales para la ovulación y también destaparán tus trompas, no olvides lo increíble que son las vitaminas E y A. La E Aumenta la producción de progesterona un 67 % durante la fase lútea y mejora el grosor del endometrio. Si tomas 750 mg/ al día de vitamina C aumentan también los niveles de progesterona un 77 % y mejoran el grosor del endometrio y la fertilidad en 3 meses.

La vitamina K1: es excelente para regular el ciclo menstrual.

La vitamina B5: es una maravilla porque te hace sentir más contenta y te quita el estrés.

La vitamina B1: va a renovar tus células y te mejorará en gran manera la menstruación.

Las vitaminas B6 y B12: son esenciales para el control hormonal y la ovulación, la B6 incrementa los niveles de progesterona, ayuda a tener ovarios sanos y que trabajen bien, restaura periodos desequilibrados.

Fenogreco: es un reequilibrador hormonal muy beneficioso para el síndrome premenstrual y la menopausia, hay mujeres que lo usan para aumentar el busto. También es muy efectivo para los hombres que deseen aumentar la motilidad de los espermatozoides.

Alimentos que te ayudan a ovular

Germen de trigo, cebada, alubias, garbanzos, repollo, remolachas, frutas, huevos, mariscos, linaza, lentejas, quínoa, chía, puerro, cebollines, ajo, semillas de auyama o calabaza, apio, ajo, melaza.

Frutos como arándanos, moras azules, fresas, higos, limón, naranjas, mandarinas. Frutos secos: la nuez reduce la prolactina y regula las hormonas.

Botella muy poderosa para ovular

Ingredientes:

Remolacha (Betabel)

Vino tinto dulce

Melaza

Zábila (Aloe vera)

Nuez moscada

Extracto de malta Lowenbrau

Modo de preparación:

Toma una penca de zábila grande o dos pequeñas y la licúas muy bien, no la cueles. Rayas dos remolachas grandes y las cuelas, no debe llevar agua, reserva media taza de melaza, una taza de vino tinto, una taza de malta Lowenbrau, y la mitad de una nuez moscada rallada.

En una botella o en el recipiente que elijas con tapa vas a poner todos estos ingredientes y los vas a mover muy bien. Tómalo por tres meses tres veces al día desde el día 1ro de tu menstruación cuenta 14 días, media tacita, calcula unos tres a cuatro tragos. Comienzas el mismo día 14 hasta que baje tu regla, si eres de regla abundante hasta el día 1ro y si no lo eres hasta el día 2 y lo suspende.

Lo puedes repetir tres meses, lo descansas un mes y lo vuelves a repetir, te ayudará con el desequilibrio hormonal, con los quistes y con los miomas. Las que están buscando embarazo le pueden dar la misma cantidad a su esposo ya que los ayudará a ambos con la fertilidad, es muy posible que veas el moco cervical desde el primer mes de tratamiento, puedes guardarlo en el refrigerador, solo tienes que aumentar las cantidades de los ingredientes si no deseas hacerlo constantemente.

Si deseas ver las imágenes de estos ingredientes y sus propiedades ya sabes que están en páginas anteriores.

Mantén la prolactina en los valores normales con alternativas naturales

Cuando la doctora me dijo que la prolactina la tenía muy alta lo primero que hice fue dejar de comer todo lo relacionado con la harina de trigo por lo que ya expliqué que contiene el gluten y que por esa razón la eleva, al cabo de un tiempo de tratamiento la volví a usar; pero muy controlada. Después de tomarme la prolactolina que ella me recetó pasé a usar tratamientos naturales para normalizarla más rápido.

Esto fue lo que usé:

Yoduro de potasio: es muy efectivo para tratar el descontrol en la prolactina, ayuda con los problemas en la tiroides. También usé vitaminas C, E y complejo B. Todo lo encuentras en Amazon. Unos días después de comenzar a tomarlos noté que mi menstruación se estaba normalizando de una manera sorprendente y nunca sentí efectos secundarios.

Alternativas naturales para no usar progesterona sintética

Cuando dejé de usar la progesterona de farmacia por los terribles efectos secundarios que me dio me quedé pensando qué iba a usar pues aún no sabía la lista de suplementos, batidos e infusiones que estaban a disposición. Cómo sabía que tenía un déficit de esta hormona era necesario que la incluyera en mi vida; pero ¿cómo?

La solución que encontré me ha dejado con una sonrisa de satisfacción permanente, esto fue lo que comencé a usar y continúo usándolos hasta ahora:

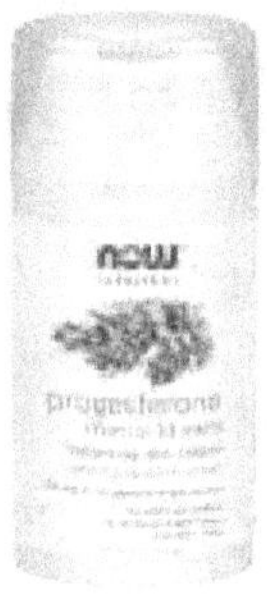
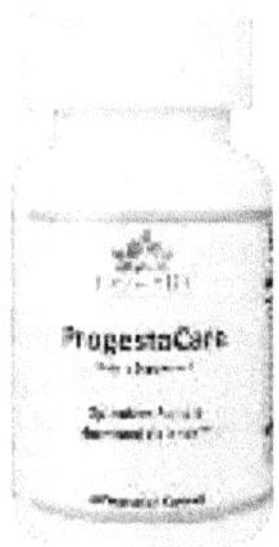

Las progesteronas en crema y en cápsulas. Estas son las marcas que uso; pero pueden optar por comprar las que deseen.

La que es en crema viene con dispensador y se puede usar unas 65 veces, del día 14 de la regla hasta el día 28 se usa en el cuerpo, por ejemplo, en el pecho, detrás de las rodillas, y en las muñecas. Cambia de lugares según vayan pasando los días.

Las cápsulas se toman 2 en el desayuno y 2 en la cena, es un suplemento muy completo que incluye maca, Dong Quai, vitamina C, vitamina E, vitamina B6 y zinc. Por tres meses elijo una de ellas, las voy alternando no las uso al mismo tiempo. Nunca he sentido efectos secundarios. También hay un alimento que uso para proporcionarme progesterona.

Ñame: se dice que de él se hacen cremas porque contiene progesterona natural. Se usa para mejorar la fertilidad debido a su contenido de compuestos parecido a los esteroides, (hormonas sexuales masculinas y femeninas, testosteronas y estrógenos), que son fácilmente convertidos en hormonas sexuales en el cuerpo, provocando la secreción de la HFE que estimula a los ovarios a liberar un óvulo.

El alto consumo de ñame parece estimular la liberación de más de un óvulo al mes (causando el nacimiento de gemelos).

Alternativas naturales para eliminar las infecciones vaginales

Muchas veces tu menstruación podría retrasarse debido a las infecciones vaginales. Si sientes molestias como picazón o ardor en la vulva cuando estás ovulando, cuando te baja o cuando se te quita esto podría ser hongo cándida o cualquier otro hongo, y también podría ser una infección por el agua o si simplemente te sentaste en un lugar que estaba sucio, así de sencillo podrías tener problemas en esa área. El ácido bórico te elimina todo, así que dile adiós a ese hongo no importa que tan avanzado esté. Aquí les dejo el vídeo donde explico cómo usarlo. Este polvo quita los hongos también de los pies, así que los hombres y mujeres que tengan este problema les aseguro que les ayudará muchísimo o si tienen granos en la espalda o en cualquier parte de su cuerpo.

https://acortar.link/nmrPHn

Dos alternativas más contra las infecciones vaginales son: lavar la vulva con vinagre de manzana, en la palma de tu mano echa un chorrito y frotas toda la vulva por unos segundos y enjuagas, si sientes algo de ardor es una reacción normal, en unos minutos se debe de quitar.

Vas a lavar un grano de ajo con agua y bicarbonato o con agua tibia. Esteriliza muy bien un pedazo de hilo y con una aguja lo introduces en el ajo para amarrarlo y que no se salga, no olvides retirar la aguja. De noche entra ese ajo en tu vagina y dejas un poco de hilo fuera para que lo puedas alar al día siguiente, el ajo te va a sacar todas las impurezas que tengas.

Los óvulos de cristal de sábila son magníficos para las infecciones, después de lavar varios pedazos, los congelas y lo usas por siete días seguidos al acostarte.

Lo mismo puedes hacer con óvulos de aceite de coco, procura que sea aceite de coco prensado en frío para que se congele mejor, ponte trozos tanto de zábila como de coco que no sean tan pequeños; pero tampoco tan grandes, que quepan bien en tu vagina, que no lleguen a molestarte, lo bueno es que son muy fáciles de introducir.

La infusión de la planta Cardo Santo es muy poderosa para eliminar las infecciones vaginales.

Flora vaginal y flora intestinal perfecta con remedios caseros

Ingredientes:

Avena integral (2 tazas)

Papaya (½)

Nopal (1)

Agua

Modo de preparación:

Tomarás el nopal y lo cortarás en trozos después de lavarlo muy bien, lo mismo harás con la mitad de la papaya. En tu licuadora pondrás el agua y el nopal, licuas muy bien y lo cuelas. Pondrás ese líquido a licuar otra vez junto a la avena integral, y la papaya, esta vez no lo cueles, tomas por lo menos tres vasos al día, puedes hacer grandes cantidades de este licuado solo aumenta los ingredientes y guárdalo en tu refrigerador, debe quedar espeso. Cuando lo estés tomando podrás ver como expulsa por tu vagina una secreción parecida al moco cervical, esto puede ser frialdad de la matriz o una infección, este remedio te hará expulsar lo que tengas mal dentro de ti, al mismo tiempo te limpiarás los intestinos porque irás más a menudo al baño y adelgazarás. La amiga que me dio esta receta adelgazó de manera increíble, cuando le pregunté si estaba llevando una dieta me dijo que sólo estaba tomando este licuado, cuando lo hice vi su efectividad en mi cuerpo y quedé muy satisfecha. Lo puedes tomar por tres meses seguidos, lo descansa por dos o tres meses y lo vuelves a repetir si lo deseas.

Baja tu regla fácil y de manera natural

Muchas veces la regla no baja, aunque sintamos que ya la tenemos en la misma abertura de la vulva. Esto es muy molesto porque causa dolor tanto en el área genital como en la espalda, los órganos reproductores y hasta en las piernas.

Lo que deseamos es que llegue para salir de tantas molestias; pero por más que hagamos no llega. Cuando la progesterona me quitó mi regla por casi cinco meses estos son los remedios que usé:

https://acortar.link/erGhSy

Esos productos no solo te la van a bajar por efectos secundarios de un medicamento sino por cualquier otra razón.

Relájate para que llegue tu menstruación, el estrés te puede dar amenorrea, procura dormir bien. Haz ejercicio por lo menos cuatro veces por semanas, sal a caminar de 15 a 30 minutos o más, esto te va a ayudar a adelgazar y bajará tu regla ya que el sedentarismo no permitirá que tu útero funcione normal.

Cuando vamos cumpliendo años hasta el ciclo menstrual va cambiando, así que ayuda a tu cuerpo.

También es importante que si quieres regular la regla lleves una dieta baja en azúcares y en grasas ya que la alimentación es muy importante para poder tener ciclos normales.

La importancia del cloruro de magnesio y el citrato de magnesio para las mujeres

Ayuda a mejorar los músculos y a mantener un pH alcalino, ayuda a eliminar los efectos secundarios de los medicamentos. Favorece el equilibrio hormonal y es capaz de prevenir y disminuir los dolores de la menstruación. La carencia de magnesio altera la melatonina, que es la hormona encargada de regular el sueño. Además, el magnesio regula las hormonas del estrés lo que contribuye a un mayor descanso, si lo tomas dormirás mucho mejor. La serotonina que relaja el sistema nervioso y eleva el estado de ánimo depende del magnesio. Sirve para tratar y eliminar la depresión. Lo puedes usar en polvo y también en cápsulas.

El magnesio ayuda a limpiar el intestino de toxinas. Tradicionalmente se ha usado para el estreñimiento y es muy efectivo. Si tienes problemas renales debes evitar consumirlo.

Las mujeres que están en la menopausia le haría bien consumir el cloruro de magnesio; pero más aún el citrato de magnesio ya que reduce los sofocos y aumenta los niveles de serotonina al igual que el cloruro.

La importancia de los minerales y el ciclo menstrual

Si deseas tener una regla perfecta y que por fin no padezcas desequilibrio hormonal y también salir embarazada estos son los minerales que debes consumir:

Potasio

Calcio

Cinc

Cromo

Magnesio

Los jugos verdes te pueden proporcionar todos estos minerales, por eso la importancia de tomar dos vasos al día. También puedes optar por comprarlos en suplementos.

CONSEJOS EXTRAS MUY IMPORTANTES:

La deficiencia de vitamina C o K altera la coagulación de la sangre, causando la formación de coágulos en la menstruación. Hay un suplemento que se llama Serrapeptase, si lo tomas vas a evitar que se formen esos coágulos.

Asegúrate de que tu tiroides esté buena, y de que tu matriz no esté endurecida o en una posición incorrecta porque esto podría hacer que tu ciclo sea irregular. Para normalizar la matriz hay masajes para la elasticidad, y un especialista te la puede poner en la posición que debe estar, para la tiroides recuerdas las páginas anteriores donde te digo lo que puedes usar. No te acostumbres a pisar el piso frío porque todo lo que pisamos se va directo a nuestra matriz, y menos lo hagas cuando tengas la regla. Por eso hay muchas mujeres que se quejan de frialdad y esto da problemas menstruales y de fertilidad.

Comer cacahuates en demasía puede inflamar tus ovarios.

Tomar una cucharada de vinagre de manzana todas las noches por uno o dos meses puede limpiar el sistema urinario y los riñones.

Ten cuidado con los comprimidos que tomas para el dolor menstrual porque podrían dañar tu fertilidad y tu ovulación. Si la regla te duele en demasía algo no anda bien, busca ayuda cariño.

Gracias corazón por leer este libro. No te abrumes por todas las alternativas naturales que están escritas aquí. No vas a usar todo lo que digo sino sólo lo que necesites según las irregularidades que estés presentando, también podrías elegir algunos por varios meses, descansarlo y empezar otros.

Muchas veces con solo unos cuantos suplementos, y algo de ejercicio basta para sentir una gran mejoría.

Te garantizo que si haces con constancia los tratamientos que elijas, tu regla no será un problema y te sentirás reconciliada con ella.

Que Dios te ayude en la búsqueda de una menstruación perfecta, si yo lo logré, tú también podrás y al fin verás y sentirás el "antes y el después".

FIN

ACERCA DE LA AUTORA

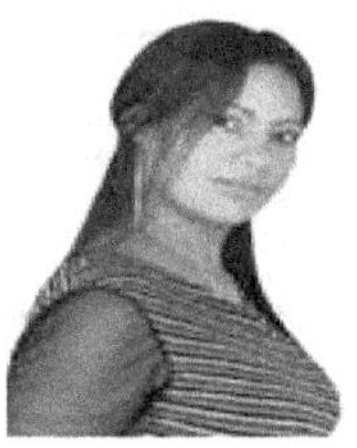

Jaqui Pinales de Velez nació en Santo Domingo, República Dominicana. Es la más pequeña de una familia de cinco hermanos. Vivió en Acapulco México junto a su esposo. Estudió Psicología en la Universidad Dominicana O&M. En Infotep estudió "Cocina Internacional"; En el Tecnológico de Monterrey México estudió "Fundamentos de Escritura y Ortografía y Redacción"; En su tiempo libre le encanta mirar y tocar el mar, leer hasta agotar la vista, escuchar música romántica hasta el cansancio y cantar con su voz soprano hasta liberar cualquier estrés. En Haina, lugar que la vio crecer y el cual lleva en el corazón, participó en un concurso de Canto Profesional. En cada letra que escribe se entrega con pasión, euforia y amor. En el año 2013 escribió *El Círculo De Una Familia y Sus Grandes Historias*"; En el 2015 "*Una Amiga Nefasta*"; en el 2016 "*Una Noche Tenebrosa Difícil De Olvidar*". En el 2021: *Menstruación Perfecta (Libérate Con Alternativas Naturales)*. Actualmente está escribiendo su quinto libro "*Sumérgete En Relatos Intensos*"; y su sexto libro: *Diario De Un Asesino De Mascotas*. Se le puede contactar en: jaquipinalesescritora@gmail.com

www.ingramcontent.com/pod-product-compliance
Lightning Source LLC
Chambersburg PA
CBHW050725260726
48661CB00001B/71